Titel der englischen Originalausgabe:
Instant Yoga. Exercises and guidance for everyday wellness

First published in 2002 by Duncan Baird Publishers Ltd as *Live Better: Yoga*

Die Deutsche Nationalbibliothek verzeichnet diese Publikation in der Deutschen Nationalbibliografie; detaillierte bibliografische Daten sind im Internet unter http://dnb.d-nb.de abrufbar.

Lizenzausgabe mit freundlicher Genehmigung

Umschlagmotive: People in yoga positions, Shutterstock / Vector_dream_team (Figur). – Collection of yoga icons, Shutterstock / Anna Frajtova (Lotussitz)
Umschlaggestaltung: www.katjaholst.de
Satz: F5 Mediengestaltung, Bonn
Printed in Czech Republic 2019
ISBN 978-3-7306-0762-6
www.anacondaverlag.de
info@anacondaverlag.de

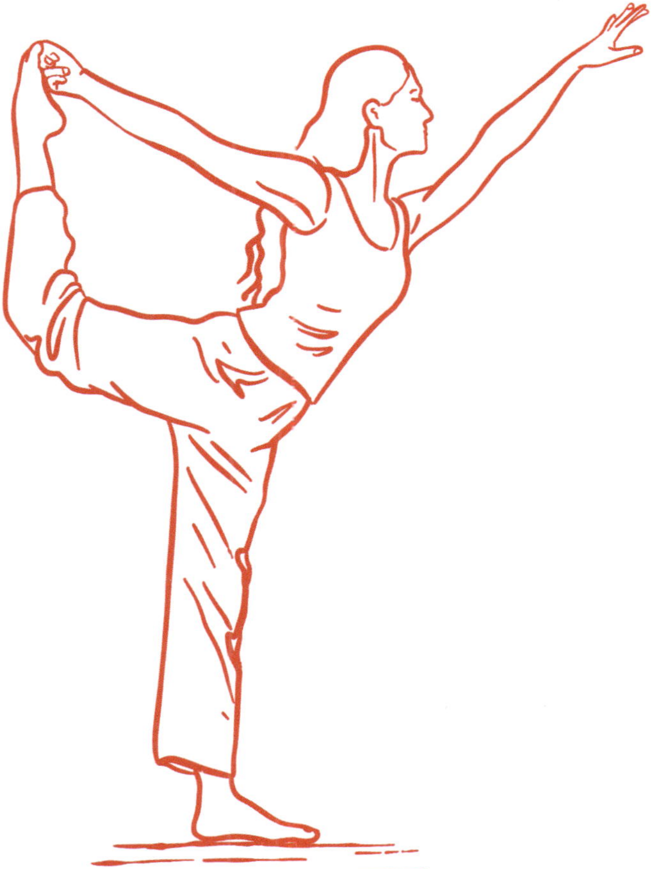

Inhalt

DRITTES KAPITEL

Entspannung durch Yoga 68

VIERTES KAPITEL

Yoga leben 104

EINFÜHRUNG

Als Yogalehrerin begegne ich in meinen Kursen jede Woche vielen Menschen, die einen großen Nutzen aus Yoga ziehen: Ihre Haltung verbessert sich, ihre Atmung wird tiefer und langsamer und sie fühlen sich wohler in ihrem Körper. Ich weiß aber auch, dass Sie vielleicht keine große Lust haben, sich mit Yoga zu beschäftigen, wenn Sie gerade vielen Anforderungen genügen müssen und Ihre ganze Kraft dafür benötigen, mit dem Stress in Ihrem Leben umzugehen. Doch genau dann kann Yoga am meisten bewirken. Wenn Sie meinen, zu beschäftigt oder gestresst für Yoga zu sein, ist dieses kleine Buch genau das Richtige für Sie!

Es liefert Ihnen alles, was Sie brauchen, um Yoga in Ihren Alltag zu integrieren: ein paar Hintergrundinformationen, einfache Stellungen, Atem- und Meditationsübungen zum Ausprobieren und eine Auswahl an inspirierenden Zitaten. Wenn Sie täglich nur wenige *asanas* (Yogahaltungen) üben, können Sie damit Verspannungen im Nacken- und Schulterbereich lösen, Rückenschmerzen lindern und sich wieder wohl in Ihrem Körper fühlen. Wenn Sie nach der Arbeit eine einfache Entspannungsübung durchführen, müssen Sie Ihre beruflichen Sorgen nicht mit nach Hause nehmen. Wer vor dem Schlafengehen mehrere Minuten lang im Stillen meditiert, kann die Qualität seines Schlafs verbessern. Diese Übungen können Sie sich leicht selbst beibringen. Nachdem Sie sie ausprobiert und ihre Vorteile erkannt haben, werden Sie sich fragen, wie Sie je ohne Yoga ausgekommen sind!

Vor allem geht es beim Yoga nicht nur darum, Stellungen zu üben: Es ist eine praktische Methode, um das Leben insgesamt zu verschönern. Wenn Sie sich zu steif oder krank für die Positionen in diesem Buch fühlen, probieren Sie die Atem- und Meditationsübungen im dritten Kapitel aus oder ziehen Sie eine Ernährungsumstellung in Erwägung, wie sie im vierten Kapitel empfohlen wird. Alle diese Empfehlungen sind ein Teil von Yoga und können zu einer positiveren Lebenseinstellung sowie mehr Gleichgewicht und Harmonie für Körper und Geist führen.

Die Übungen in diesem Buch habe ich auf Grundlage meiner eigenen täglichen Routine entwickelt. Sie sind weder sonderlich schwer noch anspruchsvoll noch sportlich. Sie stehen einfach für alles, was ich für nötig erachte, um durch Yoga ein besseres Leben zu führen. Ich möchte sie Ihnen im Folgenden vorstellen. Mein Dank gilt allen, die mich unterrichtet haben. Ich hoffe, dass auch Sie etwas finden werden, um Ihr Leben durch Yoga zu bereichern.

ERSTES

Yoga-Basiswissen

Yoga ist eine antike Tradition, die vor mehr als 2000 Jahren als Methode entwickelt wurde, um zu Selbsterkenntnis oder Erleuchtung zu gelangen. Im Westen wird Yoga unterschiedlich wahrgenommen: Einerseits gilt es als mystisch und esoterisch, andererseits einfach als Übungssystem. In der Praxis setzen Yogatechniken bei der körperlichen Gesundheit an und bereiten den Weg, das geistige, emotionale und letztlich auch das spirituelle Wohlergehen zu erhöhen. Yoga umfasst verschiedene Stellungen und Atemübungen, die trotz ihrer antiken Wurzeln für moderne Menschen von besonderer Bedeutung sind, da sie für einen ausgeglichenen, ganzheitlichen Ansatz stehen und einen Ausgleich zu Stress und Belastungen darstellen.

Vielleicht beginnen Sie mit Yoga, um gelenkiger oder ruhiger zu werden oder weil Sie auf der Suche

KAPITEL

nach spiritueller Erkenntnis sind. Warum auch immer Sie mit Yoga beginnen –, bevor Sie sich versehen, ist es zu einem wichtigen und angenehmen Bestandteil Ihres Alltags geworden.

In diesem Kapitel befassen wir uns mit den Ursprüngen und Zielen von Yoga. Es enthält praktische Empfehlungen, um mit Positionen, Atemübungen und Meditationen zu beginnen. Lesen Sie dieses Kapitel am besten, bevor Sie eine der Übungen ausprobieren. So werden Sie leichter verstehen, wie Sie die Asanas sicher ausführen können und das Meiste aus Ihrer Yogapraxis herausholen.

WAS IST YOGA?

Yoga ist Tausende von Jahren alt und geht bis auf die Zeit der vedischen Kultur um 2800 v. u. Z. zurück. Nachdem es sich in Indien als philosophische Tradition etabliert hatte, wurde es über viele Generationen von Lehrern und Übenden weiterentwickelt. Im Laufe der Jahrhunderte sind daher viele Yogavariationen entstanden. Eine besondere Variation, das Hatha Yoga, erfreut sich im Westen einer großen Beliebtheit und dient als Methode zur Entspannung und Verbesserung der Gesundheit. Hatha Yoga basiert auf einer Kombination aus Körperstellungen, Reinigungsmethoden und Atemübungen, um den Geist zu fokussieren und ihn auf Meditation und den Yogaweg, den *raja yoga* (»königliches Yoga«), vorzubereiten.

Beim Wort »Yoga« haben die meisten das Bild vor Augen, wie jemand in der Lotusposition ruhig auf dem Boden sitzt. Allerdings kann *yoga* mit »Vereinigung« oder im übertragenen Sinne mit »Zusammenbinden der geistigen Stränge« übersetzt werden. Patanjali, der Autor des *Yogasutra* (um 200 v. u. Z. – 200 u. Z.), definiert Yoga als *yogasgcittavrttinirodhah*, das grob übersetzt Folgendes bedeutet: »Yoga ist die Fähigkeit, den Geist ohne Ablenkungen auf einen einzigen Punkt zu fokussieren«. Kein Wort vom Lotussitz! Auch wenn

Yoga eine körperliche Disziplin ist, werden Körper und Atmung eingesetzt, um zu Selbsterkenntnis und geistiger Klarheit zu gelangen.

Heutzutage betreiben viele Menschen im Westen eine Art Körperkult. Da überrascht es nicht, dass wir die Yogapraxis voller Begeisterung übernommen haben. Schließlich steht es außer Frage, dass Yoga zu größerer Gesundheit und besserem Aussehen führt. Der beste und wichtigste Vorteil von Yoga ist jedoch das Ausbilden eines ruhigen, fokussierten Geistes. Wer mit Yoga beginnt, ist vielleicht nur am körperlichen Nutzen interessiert, was eine gute Motivation darstellt! Doch vielleicht werden Sie schon bald feststellen, dass Asanas die Stimmung heben und den Gemütszustand verbessern. Nach mehreren Monaten regelmäßiger Praxis werden Sie womöglich das Gefühl haben, mit größerer Klarheit durchs Leben zu gehen. Dann sind Sie in einer neuen Phase der Yogapraxis angekommen und es ist der richtige Moment, sich nicht mehr mit dem Körper zu befassen, sondern die Reise der inneren Einkehr anzutreten. Auf den beiden folgenden Seiten finden Sie die zehn besten Gründe dafür, Yoga in Ihr Leben zu integrieren.

ZEHN GUTE GRÜNDE FÜR YOGA

1 Yoga ist nicht nur etwas für Sportler, Popstars und Supermodels! Yoga eignet sich für alle: Jung und Alt, Männer und Frauen, Gesunde und Kranke. Je nach Situation kann Yoga immer auf die individuellen Bedürfnisse angepasst werden.

2 Auch wenn Sie im Leben gerade vor vielen Herausforderungen stehen, ist es nicht schwer, mit Yoga anzufangen, und Sie werden sofort von vielen Vorteilen wie Stressabbau profitieren. Bei regelmäßiger Übung wird Yoga auch dazu beitragen, dass Sie mit einer neuen, positiven Geisteshaltung und Begeisterung durchs Leben gehen.

3 Yoga ist sicher. Wo andere Sportarten belastend für Herz, Muskeln und Gelenke sind, ist Yoga vollkommen harmlos, wenn man es richtig ausführt (und seine körperlichen Grenzen kennt).

4 Für Yoga braucht man keine besondere Ausrüstung. Auch wenn es spezielles Equipment gibt, das Ihnen die Übungen erleichtert, brauchen Sie im Grunde nur eines, um Yoga auszuüben: sich selbst.

5 Yoga stärkt das Atmungssystem und bewirkt eine tiefere, leichtere Atmung (und erhöht damit die Sauerstoffaufnahme), was wiederum Ihr körperliches und geistiges Wohlbefinden steigert.

6 Yoga verbessert die Leistungsfähigkeit Ihres Körpersystems und unterstützt die Verdauung, die Nährstoffaufnahme und den Abbau von Giftstoffen.

7 Yoga verbessert die Qualität Ihres Schlafs, sodass Sie sich nach dem Aufwachen erfrischt und voller Lebenskraft fühlen.

8 Yoga verleiht Energie und hilft Ihnen dabei, Ihre Kräfte effizient einzusetzen, sodass Anspannung, Stress und Negativität Ihnen keine unnötige Energie rauben.

9 Beim Üben von Yogatechniken spüren Sie äußere Ruhe, was zu einem tiefen Empfinden inneren Friedens und innerer Harmonie führen kann.

10 Yoga macht SPASS!

Pranayama [Atemkontrolle] ist das Regulieren des Ein- und Ausatmens und das Aussetzen des Atems. Indem man die Länge und Dauer dieser Phasen beobachtet, kann man das Atmen lang und subtil gestalten.

PATANJALI
YOGASUTRA (UM 200 V.U.Z. BIS 200 N.U.Z.)

Die Haltung sollte sowohl stabil als auch weich sein.

PATANJALI
YOGASUTRA (UM 200 V.U.Z. BIS 200 N.U.Z.)

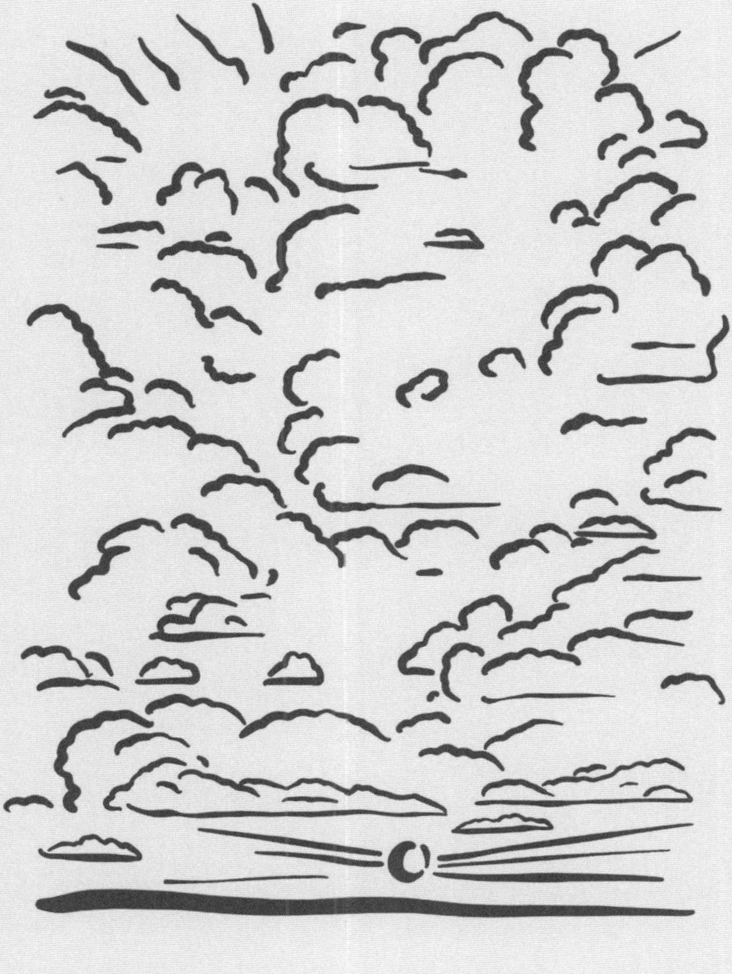

WELCHER YOGASTIL PASST AM BESTEN ZU MIR?

Hatha Yoga, die im Westen am weitesten verbreitete Yogavariation, umfasst viele verschiedene Ausrichtungen. Davon hat jede einen eigenen Stil mit unterschiedlichen Schwerpunkten und speziellen Merkmalen. Doch alle Yogastile verfolgen das gleiche Ziel: Selbsterkenntnis durch Körper und Geist.

In der Praxis werden Sie vielleicht feststellen, dass ein spezieller Yogastil besser zu Ihnen passt als andere – je nachdem, welcher Typ Sie sind und welchen Lebensstil Sie führen. Vertrauen Sie bei der Wahl Ihres Stils auf Ihren Instinkt und befolgen Sie die Ratschläge eines Yogalehrers, dem Sie vertrauen und den Sie respektieren. Im Folgenden finden Sie eine einfache Beschreibung der üblichen Hatha Yogastile:

- **Iyengar Yoga** Eine körperlich anstrengende und anatomisch fundierte Yogarichtung, die von einem führenden Lehrer des 20. Jahrhunderts, B.K.S. Iyengar, entwickelt wurde. Die Haltungen werden bis auf ein hohes Niveau erlernt, bevor andere Techniken (z.B. das Atmen) eingeführt werden. So genannte »Props« wie Decken, Blöcke und Gurte können zum Einsatz kommen, um die Körperhaltung den individuellen Bedürfnissen anzupassen. Für Menschen mit Verletzungen oder Erkrankungen kann Iyengar Yoga ein hervorragender Therapieansatz sein.

- **Ashtanga Vinyasa Yoga** Eine Yogarichtung, die aus einer Reihe festgelegter Übungssequenzen besteht. Jede Haltung wird durch eine *vinyasa* (eine Übergangsbewegung) mit der nächsten verbunden, wodurch ein kontinuierlicher Fluss entsteht. Die »erste Serie« ist körperlich anstrengend und die ununterbrochene Anwendung der Ujjayi-Atmung wärmt den Körper auf, weshalb die Praxis einen reinigenden Effekt hat.
- **Sivananda Yoga** Diese Richtung wurde von Swami Sivananda entwickelt und in den 1950er-Jahren im Westen an Tausende Menschen weitergegeben. Abgesehen von den Übungen gibt es spirituelle Lehren, Gesang, Meditation, Atemtechniken, Ernährungstipps und andere Ratschläge. Die Kurse können unterschiedlich sein, doch häufig wird nach jeder Position eine ruhende Stellung empfohlen.
- **Vini Yoga** Diese Richtung wurde in den 1960er-Jahren von T. K. V. Desikachar entwickelt. Vini Yoga wird hauptsächlich als Einzelunterricht oder in kleinen Gruppen gelehrt und eignet sich ideal für alle, die sich einen therapeutischen Nutzen von Yoga versprechen. Je nach individueller Konstitution der Schüler vermitteln die Lehrer Asanas, Atemtechniken, Philosophie und Gesang.

FÜNF KÖRPER – DIE VERBINDUNG VON GEIST, KÖRPER UND SEELE

In der yogischen Theorie ist der Körper nur die äußere »Hülle« des Selbst. Dieser äußere, physische Körper verfügt über vier weitere, miteinander verbundene Schichten, die den »feinstofflichen« Körper bilden. Zusammen werden der physische und der feinstoffliche Körper *pancha kosha* oder »fünf Hüllen« genannt:

1 **Annamaya Kosha** – die Nahrungshülle, der physische Körper,
2 **Pranamaya Kosha** – das Energiesystem,
3 **Manomaya Kosha** – die geistige Hülle, der Teil des Verstandes, der Informationen verarbeitet und uns auf grundlegender Ebene funktionieren lässt,
4 **Vijnanamaya Kosha** – die intellektuelle Hülle, der Teil des Geistes, der ein höheres Verständnis ermöglicht,
5 **Anandamaya Kosha** – die Wonnehülle, der Teil von uns, der uns mit dem universellen Bewusstsein verbindet.

Auch wenn viele für die Vorstellung offen sind, dass Geist, Körper und Seele nicht getrennt voneinander wirken, fehlen uns oft die praktischen Mittel, um sie zusammenzubringen und unser Wohlbefinden zu verbessern. Durch Körperhaltungen und Atemtechniken bietet Hatha Yoga die Möglichkeit, die einzelnen Aspekte des Menschen miteinander zu verbinden. Asanas reinigen und stärken den physischen Körper, verbessern den Energiefluss durch die Glieder und lebenswichtigen Organe im Energiekörper und können auf geistiger Ebene zu einer verbesserten Fokussierung, Konzentration und Analysefähigkeit beitragen.

Im Yoga ist *prana* die Lebenskraft, die sowohl in uns als auch in der Welt um uns herum existiert. Der Atem gilt als die Schnittstelle zwischen dem physischen Körper und dem Geist. *Pranayama* (Atemkontrolle) beeinflusst den Fluss des Prana in unserem Körper. Asanas bewirken Veränderungen in der Atmung, sodass die Atmung durch Pranayama-Techniken auf feinstofflicher Ebene beeinflusst werden kann. Wenn man die Geschwindigkeit, Tiefe und Dauer der Atmung absichtlich verändert, kann sich dies auf einfacher (*manomaya kosha*) und höherer Ebene (*vijnanamaya kosha*) tiefgreifend auf den Geist auswirken. Asanas und Pranayama helfen uns dabei, die Wonnehülle (*anandamaya kosha*) zu spüren und uns im Alltag mit dem universellen Bewusstsein zu verbinden.

PRAKTISCHES ZU YOGA

Für Yoga braucht man nicht mehr als etwas Platz und Zeit. Idealerweise haben Sie genügend Platz, um eine Yogamatte auszurollen, und ungefähr vierzig Minuten bis eine Stunde Zeit für die Übungen. Doch Sie können Yoga auch unter anderen Umständen praktizieren: Zum Beispiel, indem Sie eine sanfte Drehung im Büro ausführen, um Rückenschmerzen zu lindern, oder eine Stehhaltung wie die Berghaltung einnehmen, während Sie auf den Zug warten. Am Anfang sollten Sie Yoga an Ihren Terminkalender anpassen. Wenn Sie erst einmal die Vorteile Ihrer Praxis spüren, können Sie sich überlegen, ob Sie mehr Zeit für Yoga einplanen möchten. Im Folgenden finden Sie eine allgemeine Anleitung für Ihre Yogapraxis:

- Tragen Sie lockere, bequeme Kleidung, in der Sie sich gut bewegen können. Legen Sie Ihre Uhr und Ihren Schmuck ab.
- Gehen Sie barfuß. So haben Sie das Gefühl, in direktem Kontakt mit dem Boden zu sein, und die Muskeln der Füße können sich frei bewegen.
- Warten Sie nach einer schweren Mahlzeit mindestens zwei bis drei Stunden, bevor Sie mit den Übungen beginnen. Die beste Zeit zum Üben ist morgens vor dem Frühstück.

- Eine Yogamatte ist hilfreich, aber nicht unbedingt nötig. Empfehlenswert ist eine Decke, die vor dem harten Boden schützt. Ein Kurs ist sicherlich die einfachste Methode, um Yoga zu lernen. Doch bei Übungen allein zu Hause kann sich das im Unterricht Gelernte festigen.
- Wenn Sie einen Kurs besuchen, wählen Sie eine Lehrerin, die Ihnen sympathisch erscheint. Es ist besser, hin und wieder zu einem Lehrer zu gehen, den Sie inspirierend und anregend finden, als regelmäßig zu jemandem, den Sie unsympathisch und demotivierend finden.
- Wenn Sie schwanger sind, sich unwohl fühlen oder Beeinträchtigungen haben, suchen Sie sich einen Lehrer, der die Übungen an Ihre Bedürfnisse anpassen kann.
- Zum letzten und wichtigsten Punkt: Yoga darf keine Schmerzen verursachen! Wenn Sie sich krank, erschöpft oder unruhig fühlen, haben Sie entweder etwas falsch gemacht oder irgendetwas an Ihrer Praxis ist momentan nicht das Richtige für Sie. Sowohl zu Hause als auch im Kurs müssen Sie ständig darauf achten, wie Sie sich während der Übungen fühlen. Richten Sie Ihre Aufmerksamkeit auf die Details Ihrer Yogapraxis und achten Sie auf subtile emotionale Veränderungen. Beim Yoga sollten Sie immer ganz »präsent« sein.

ANLEITUNG ZU DEN ASANAS

Yogastellungen sollen den Körper reinigen und fit halten, was wiederum den Geist und die Fähigkeit beeinflusst, Pranayama und Meditation ohne Ablenkungen durchzuführen. Die Asanas gehen auch mit erheblichen gesundheitlichen Vorteilen einher: Sie führen zu größerer Beweglichkeit, Ausdauer, Kraft und Balance, einem besseren Funktionieren des Nerven- und Hormonsystems und der inneren Organe sowie zu einer besseren Atmung. Weitere Effekte sind eine gesteigerte Konzentrationsfähigkeit und geistige Klarheit.

Um von diesen Vorteilen zu profitieren, sollten die Haltungen achtsam ausgeführt werden. Die Asanas im zweiten und dritten Kapitel bilden zwei vollständige Übungsabfolgen, die jeweils etwa dreißig Minuten dauern. Das zweite Kapitel enthält vor allem Haltungen, bei denen Sie sich weiten, öffnen oder aufrichten und die Ihnen Energie verleihen. Das dritte Kapitel umfasst vorwiegend Stellungen, bei denen Sie sich zusammenziehen, vor- oder hinunterbeugen und die zu Selbstbeobachtung und Entspannung führen. Sie eignen sich ideal, wenn Sie unter Stress und Anspannung stehen (sollten jedoch bei depressiven Stimmungen vermieden werden). Versuchen Sie, an die folgenden Tipps zu denken, wenn Sie diese oder andere Yogahaltungen ausführen:

- Wählen Sie Haltungen, die zu Ihrer Stimmung und Ihrem Energieniveau passen. Beginnen Sie immer mit sanfteren Stellungen, bevor Sie zu den anstrengenderen übergehen.
- Atmen Sie immer gleichmäßig und langsam durch die Nase. Versuchen Sie, den Körper beim Einatmen insgesamt zu heben, zu strecken und auszudehnen. Beim Ausatmen können Sie zu Stabilität, Gleichgewicht und Ruhe finden.
- Führen Sie den Anfang oder das Ende einer Haltung nie übereilt aus. Versuchen Sie, bei jeder Phase der Asana achtsam zu sein und nehmen Sie sich Zeit, um sanft, aber zielgerichtet zur nächsten Stufe zu gelangen.
- Verspannen Sie sich nie in einer Haltung. Wenn Sie Schmerzen haben, hören Sie auf.
- Achten Sie beim Üben auf unnötige Verspannungen im Körper, vor allem im Gesicht, den Händen, Füßen und dem Gesäß.
- Gewöhnen Sie es sich nicht an, vor einem Spiegel zu üben. Konzentrieren Sie sich darauf, wie sich die Haltung anfühlt, nicht darauf, wie sie aussieht. Versuchen Sie, Vorstellungen von Perfektion aufzugeben.
- Nach der Lehre des Patanjali, des Autor des *Yogasutra* (um 200 v. u. Z. – 200 n. u. Z.), sollen die Haltungen sowohl *sthira* (stabil oder fest) als auch *sukha* (weich) sein. Versuchen Sie, dies umzusetzen!

ANLEITUNG ZU DEN ATEMÜBUNGEN

Im Yoga soll der Atem Geist und Körper miteinander verbinden (siehe S. 19). Atemübungen (*pranayama*) sind eine extrem wirkungsvolle Methode, um die Gemütslage zu verändern. Sie sollten daher langsam und vorsichtig vorgehen und sich beim Pranayama nie überanstrengen. Wenn Ihnen schwindelig wird, kehren Sie sofort zu Ihrer normalen Atmung zurück. Wenn Sie unter Atemproblemen wie Asthma leiden, sollten Sie sich von einem Lehrer anleiten lassen.

Eine Atemübung kann unterschiedlich lang sein – von zwei Minuten bis zu einer halben Stunde oder länger. Yoga-Anfänger beginnen am besten ein- oder zweimal am Tag mit einer dreiminütigen Übung. Sie werden überrascht sein, wie anspruchsvoll es ist, sich auch nur für kurze Zeit auf den Atem zu konzentrieren.

Am Anfang können Sie Pranayama im Liegen üben, insbesondere wenn Sie sich unwohl oder müde fühlen. Nehmen Sie langfristig eine aufrechte Sitzhaltung ein. Setzen Sie sich zum Beispiel im Schneidersitz auf den Boden oder auf die vordere Kante eines stabilen Stuhls, die Füße flach auf den Boden gestellt.

ANLEITUNG ZU DEN MUDRAS

Mudras sind Positionen (meistens der Hände), die das Energiesystem des Körpers und den Fluss des *prana* (Lebensenergie) durch den Körper beeinflussen. Wie Sie feststellen werden, sind Mudras leicht und sicher zu erlernen und durchzuführen. Sie können Ihre Stimmung schnell verbessern, sobald Sie ein Gefühl dafür bekommen haben.

In diesem Buch werden vier verschiedene Mudra-Arten erklärt. Alle haben verschiedene Effekte wie eine verbesserte Standfestigkeit oder mehr Energie. Sie können entweder dasselbe Mudra zwei- oder dreimal am Tag mehrere Minuten üben oder einfach das Mudra wählen, das Ihnen gerade guttut, zum Beispiel zur Beruhigung beim Pendeln im überfüllten Nahverkehr oder vor einem Bewerbungsgespräch.

Am besten praktiziert man Mudras während der Sitzphase nach den Asanas und Atemübungen. Schließen Sie bei der Ausführung des Mudra die Augen und richten Sie Ihre Aufmerksamkeit nach innen. Erzwingen Sie nichts, sondern lassen Sie die Finger einfach leicht aufeinandertreffen und erlauben Sie Geist und Körper, zur Ruhe zu kommen.

ANLEITUNG ZUR MEDITATION

Für eine wirkungsvolle Meditation ist regelmäßiges Üben erforderlich. Menschen mit Depression sollten aber ohne die Anleitung eines Lehrers gar nicht meditieren. Ihre Meditationsübung führen Sie am besten zu einer bestimmten Zeit und an einem speziellen Ort durch. Wenn Sie eine feste Routine einhalten, fällt es Ihrem Geist leichter, sich zu konzentrieren.

Zum Meditieren sollten Sie aufrecht sitzen – es sei denn, Sie fühlen sich zu krank oder schwach. Häufig schläft man ein, wenn man versucht, im Liegen zu meditieren! Wählen Sie eine angenehme Sitzposition, in der Sie still bleiben können. Wahrscheinlich ist ein harter Stuhl mit gerader Lehne oder ein niedriger Hocker zumindest für den Anfang die beste Wahl. Wenn Ihnen traditionelle Meditationsstellungen wie der einfache Schneidersitz oder der halbe Lotussitz keine Schwierigkeiten bereiten, sollten Sie eine dieser Haltungen einnehmen. (Bei der halben Lotusstellung sitzt man auf dem Boden und beugt das linke Knie, sodass die linke Ferse an der Leiste und die Außenseite des Beins auf dem Boden liegen. Legen Sie den rechten Fuß auf den linken Oberschenkel, so nahe wie möglich zur Hüfte. Bei Bedarf können Sie unterstützend einen Block unter das rechte Knie legen.)

Sorgen Sie dafür, dass Sie während der Meditation so wenig wie möglich gestört werden. Schalten Sie zum Beispiel Ihr Handy aus, stellen Sie das Telefon ab und schließen Sie die Tür Ihres Meditationszimmers, damit es möglichst ruhig ist. Wenn Sie möchten, können Sie einen einfachen Altar errichten, indem Sie Blumen oder schöne Bilder auf einen kleinen Tisch stellen. Das kann dabei helfen, die Aufmerksamkeit nach innen zu lenken.

In diesem Buch finden Sie zwei schrittweise angeleitete Meditationsübungen (siehe S. 64 und 100) zu den Energiezentren des Körpers, den Chakren. Am Anfang wird es Ihnen beim Meditieren schwerfallen, den unaufhörlichen Gedankenstrom in Ihrem Kopf abzustellen. Vielleicht denken Sie an den nächsten Tag oder die letzte Episode Ihrer Lieblingsserie von gestern Abend. Wenn Sie aber eine Zeit lang regelmäßig üben, wird es Ihnen immer leichter fallen, sich zu fokussieren, die wirren Gedanken abzuschalten und schließlich zu einer stillen Konzentration zu gelangen, die für die tiefe Meditation charakteristisch ist. Um dies zu erreichen, kann jahrelanges Üben nötig sein, doch auch der Prozess dorthin ist schon nützlich und belohnend.

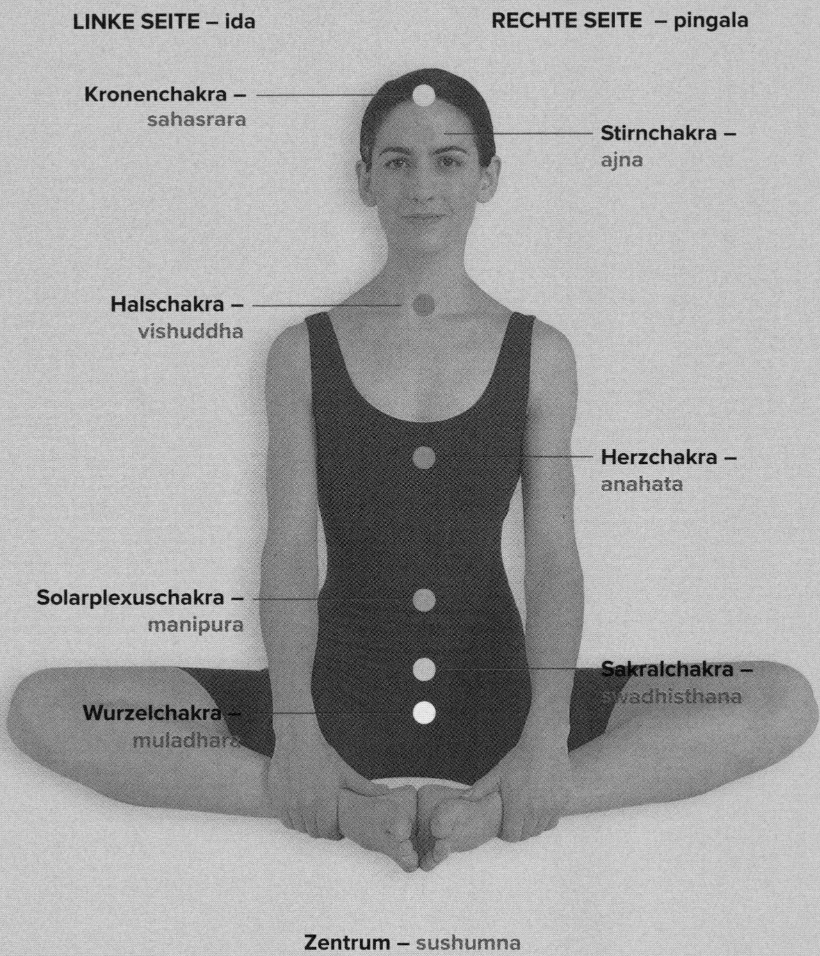
LINKE SEITE – ida
RECHTE SEITE – pingala
Kronenchakra – sahasrara
Stirnchakra – ajna
Halschakra – vishuddha
Herzchakra – anahata
Solarplexuschakra – manipura
Sakralchakra – swadhisthana
Wurzelchakra – muladhara
Zentrum – sushumna

CHAKREN, DIE ENERGIEZENTREN DES KÖRPERS

Prana fließt durch ein Netzwerk von Energiebahnen (*nadis*), die sich an verschiedenen Stellen kreuzen und Energiewirbel, so genannte Chakren, bilden. Auf der Vertikalachse des Körpers liegen sieben Chakren. Mit jedem Chakra werden bestimmte Farben und Klänge sowie besondere Eigenschaften und Attribute verbunden. Das Schaubild gegenüber zeigt die Chakren und Verbindungen zwischen den drei Haupt-Nadis: *ida, pingala* und *sushumna*. Der Zustand Ihres Chakrensystems lässt sich nur durch sorgfältige Beobachtung und kontinuierliche Yogapraxis herausfinden.

Yogahaltungen und Atemübungen wirken unterstützend bei der Reinigung der Nadis, sodass Prana ungehindert durch sie hindurchfließen kann. Wer eine Meditation zu einem bestimmten Chakra durchführt, kann den Energiefluss durch dieses Chakra verbessern und die damit verbundenen Bereiche ausbalancieren. Die beiden Meditationen in diesem Buch beziehen sich auf das Wurzelchakra (*muladhara*, siehe S. 64) und das Herzchakra (*anahata*, siehe S. 100).

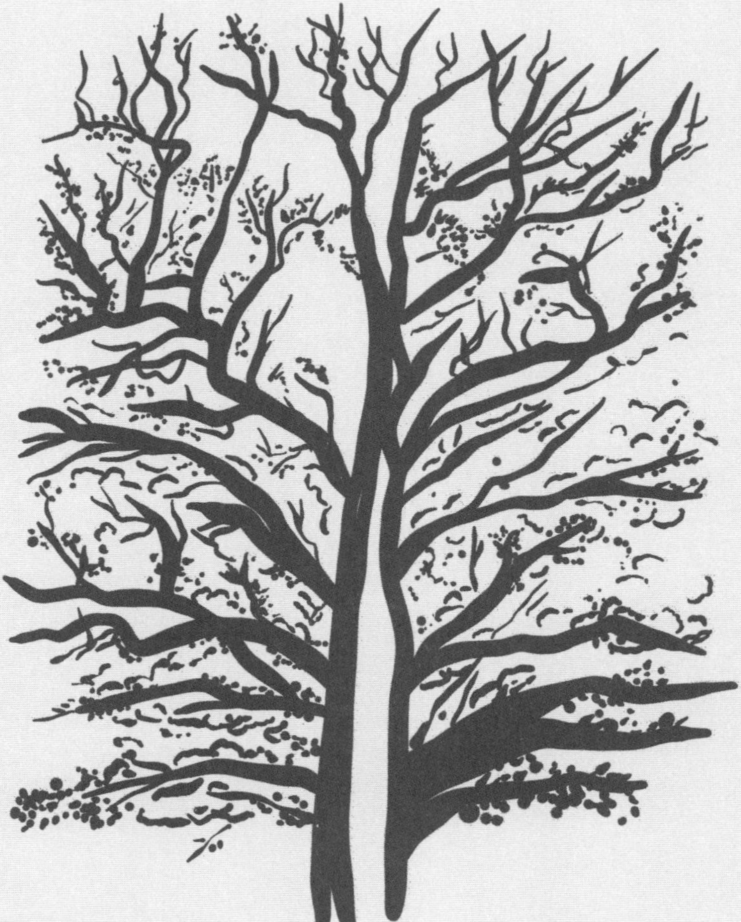

Wie zwei goldene Vögel, die im gleichen Baum sitzen,
Befinden sich das Ego und das Selbst im gleichen Körper.
Das eine isst von den süßen und sauren Früchten
des Baums,
Während das andere – innerlich losgelöst – zusieht.

Wenn wir glauben, das Ego zu sein,
Fühlen wir uns verhaftet und verfallen in Kummer.
Doch erkenne, dass du das Selbst bist,
Und du wirst frei sein von Leid.

Wenn du erkennst, dass du das Selbst bist,
Die höchste Quelle von Licht und Liebe,
Gehst du über Gut und Böse hinaus
Und gelangst in einen Zustand der Verbundenheit.

BHAGAVAD GITA (UM 6. JH. V.U.Z.)

ZWEITES

Energie durch Yoga

In der modernen Welt gibt es immer mehr Bereiche, die uns erschöpfen und an uns zehren. Viele Menschen müssen anstrengende Arbeitsbedingungen, lange Pendelzeiten und familiäre Pflichten unter einen Hut bringen. Darüber hinaus rauben uns Handys und E-Mails Zeit und Energie. Kein Wunder, dass wir häufig ausgelaugt von der Arbeit nach Hause kommen.

Doch man kann etwas dagegen tun: Mit Yoga Energie auftanken! Die Haltungen und andere Techniken stimulieren das Energiesystem des Köpers, sodass man sich erfrischt und energiegeladen fühlt.

Dieses Kapitel beinhaltet Asanas, Atemübungen und Meditationen, mit denen man ein geschwächtes System wieder in Schwung bringen und Energie in bestimmte Körperbereiche lenken kann. Manche Stellungen erfordern etwas mehr Energie, andere sind sanft. Die einfachen Atemtechniken dauern nur wenige Minuten. Die Energie, die beim Meditieren freigesetzt wird, kann Sie in schwierigen Zeiten unterstützen, zum Beispiel bei einem Arbeitsplatzwechsel, einem Umzug oder der Geburt eines Kindes.

Die Techniken in diesem Kapitel können auf zwei verschiedene Arten angewandt werden. Entweder führen Sie eine Sequenz in der vorgegebenen Reihenfolge durch und stellen sich eine etwa dreißigminütige Yogapraxis zusammen, die Sie mit neuer Energie versorgt (atmen Sie bei jeder Haltung mehrmals ein). Oder Sie wählen einige Asanas aus, die zu Ihrer Stimmung passen, nehmen sich für jede etwas Zeit und achten auf eine gleichmäßige, sanfte Atmung. Die Meditationen und Mudras können Sie so lange ausüben, wie es sich angenehm anfühlt.

YOGA VERLEIHT ENERGIE

Bevor Sie mit Ihrer Yogapraxis beginnen, ist es wichtig zu verstehen, wie durch das regelmäßige Üben von unterschiedlichen Asanas, Atemübungen und Meditationen Energie freigesetzt wird.

In vielen westlichen Sportarten wird Energie als etwas Endliches verstanden. Wir sprechen davon, Energie zu verbrauchen und Kalorien zu verbrennen. Das yogische Verständnis von Energie hat hingegen gar nichts mit dem Verbrennen von Kalorien zu tun: Im Yoga wird Energie mit einer feinstofflichen Kraft namens *prana* gleichgesetzt. Diese feinstoffliche Energie fließt durch alle Lebewesen hindurch. Prana strömt durch ein Netzwerk von Energiekanälen, den *nadis*, durch den Körper. An den Stellen, an denen sich die Nadis kreuzen, bilden sich spezielle Energiezentren, die Chakren (siehe S. 28–29).

Durch Chakrenmeditation und das Üben von Asanas kann der Prana-Fluss angekurbelt werden, was einen der Vorteile von Yoga darstellt. Wenn man gesund ist, zirkuliert Prana ungehindert durch das Energiesystem. Wenn man krank ist, verliert der Körper an Prana, sodass man sich energielos fühlt.

Probieren Sie diese einfache Übung aus, um den Prana-Fluss in Ihrem Körper wahrzunehmen: Legen Sie die Handflächen aufeinander, so als würden Sie beten. Die Fingerspitzen berühren sich, die Handballen halten Sie auseinander, sodass sich Ihre Handflächen nicht berühren und nur die Fingerspitzen aufeinanderliegen. Hierbei handelt es sich um ein Mudra (siehe S. 25).

Die Geste fördert den Prana-Fluss durch Ihre Fingerspitzen, was wiederum den Energiekreislauf durch Ihren Körper anregt. Es wird Sie vielleicht überraschen, wie klar sich Ihr Geist nach dem Mudra anfühlt. Halten Sie diese Position so lange, wie es für Sie angenehm ist.

Im Yoga gibt es drei alles durchdringende Eigenschaften: *rajas* (Energie), *tamas* (Trägheit) und *satwa* (Klarheit). Häufig geraten wir im Leben aus dem Gleichgewicht und erleben nur Hochs oder Tiefs und fühlen uns voller Energie oder vollkommen erschöpft. Mithilfe von Yoga versuchen wir, im Leben einen Zustand der Harmonie und Klarheit (*satwa*) zu erreichen. Dank der Übungen in diesem Kapitel soll Prana ungehindert durch das System fließen, damit man sich stabiler und ausgeglichener fühlt. (Wenn Sie glauben, unter einem ständigen Energiemangel zu leiden, beachten Sie die Empfehlungen im dritten Kapitel zum Erhalt des Prana.)

VARIATIONEN DER BERGHALTUNG
Tadasana

Variation 1

1 Stellen Sie die Füße in Hüftbreite parallel zueinander. Halten Sie den Oberkörper gerade, die Schultern entspannt und das Kinn leicht zur Brust geneigt, sodass der Nacken lang wird.

2 Strecken Sie die Arme beim Einatmen nach vorne und über den Kopf, während Sie gleichzeitig die Fersen so weit anheben, wie es sich gut anfühlt. Finden Sie Ihre Balance. Beim Ausatmen kehren Sie zu Position 1 zurück. Sechsmal wiederholen.

Variation 2

1 Kommen Sie in den Stand, die Innenseiten der Füße berühren sich. Führen Sie die Handflächen vor der Brust zusammen.

2 Beim Einatmen heben Sie die Arme seitlich nach oben und legen die Handflächen über dem Kopf zusammen. Beim Ausatmen senken Sie die Arme zurück in Position 1. Sechsmal wiederholen.

Probieren Sie diese Variationen aus (entweder als Sequenz oder einzeln), um Ihr Gleichgewicht und Ihre Stabilität zu erhöhen.

Variation 1

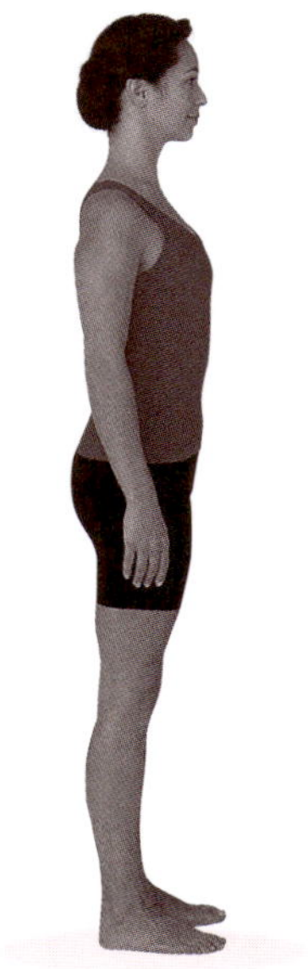

1

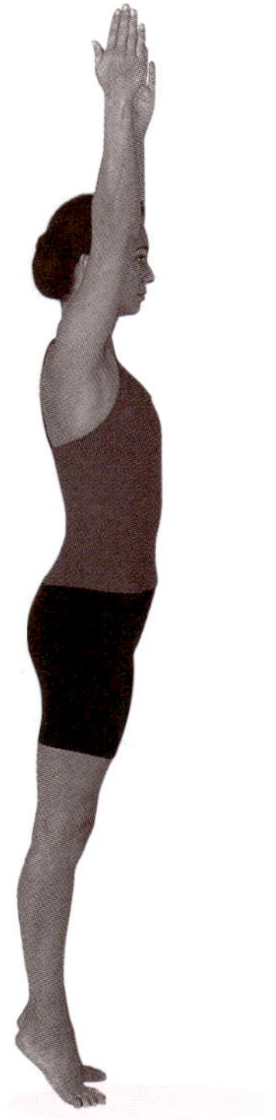

2

Variation 2

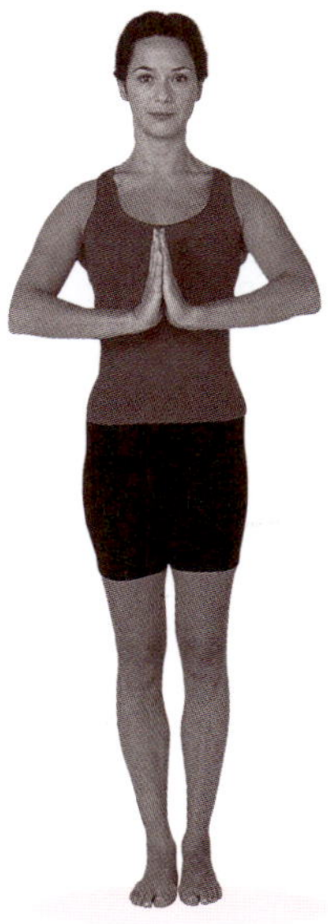

1

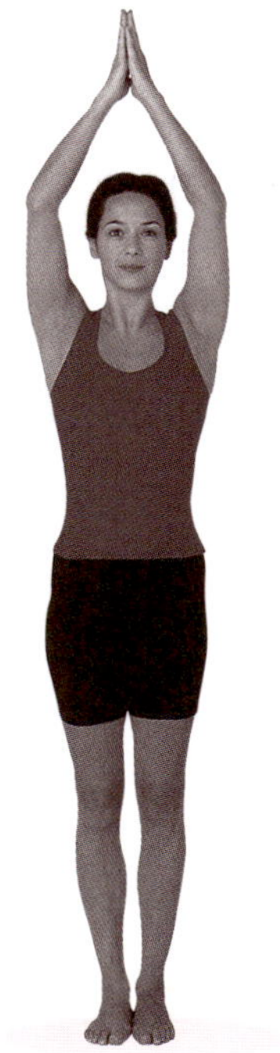

2

KLEINER SONNENGRUSS

1 Kommen Sie in den Stand, die Füße in Hüftbreite parallel zueinander.

2 Beim Einatmen heben Sie die Arme seitlich nach oben, bis die Handflächen direkt über den Schultern zueinander zeigen.

3 Beim Ausatmen beugen Sie sich vor und führen die Arme seitlich nach unten, um die Hände entweder auf die Schienbeine oder den Boden zu legen. Beugen Sie dabei die Knie so weit wie nötig.

4 Beim Einatmen öffnen Sie die Brust und strecken den Rücken möglichst gerade aus. Der Nacken sollte eine Linie mit dem Rücken bilden, aber blicken Sie nach vorne. Entspannen Sie beim Ausatmen Oberkörper, Kopf und Nacken und kehren zu Position 3 zurück. Beim Einatmen heben Sie die Arme seitlich über die Schultern und richten sich wieder zu Position 2 auf. Mit der Ausatmung lassen Sie die Arme seitlich sinken und kehren zu Position 1 zurück. Wiederholen Sie die gesamte Abfolge sechsmal.

Mit dieser Sequenz können Sie sanft den Rücken aufwärmen und den Energiefluss im ganzen Körper anregen. Das Ziel besteht darin, Atmung und Bewegung aufeinander abzustimmen. Bewegen Sie sich langsam und sanft – nur keine Hast!

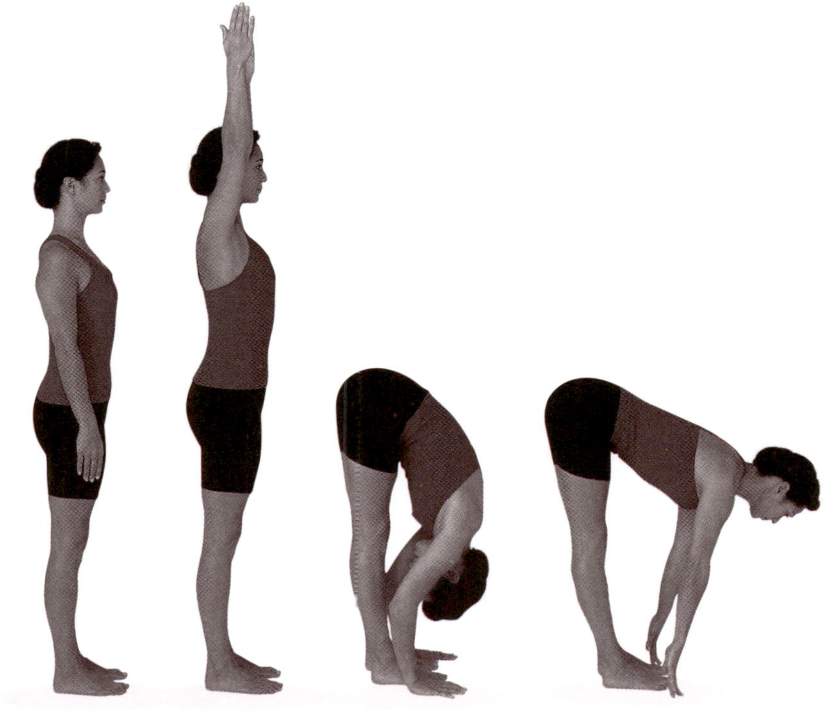

1 2 3 4

KRIEGER
Virabhadrasana

1 Kommen Sie in den Stand, stellen Sie die Füße zusammen und lassen Sie die Arme neben dem Körper hängen.

2 Einatmend drehen Sie die Zehen des rechten Fußes für einen festeren Stand etwas nach außen und setzen den linken Fuß einen Schritt nach vorne. Ausatmend drücken Sie die rechte Ferse fest in den Boden und verteilen Ihr Gewicht gleichmäßig auf beide Füße.

3 In der Einatmung beugen Sie das linke Knie und heben gleichzeitig die Arme, sodass die Ellbogen auf Schulterhöhe gebeugt sind und die Handflächen nach vorne zeigen. Nehmen Sie drei tiefe Atemzüge in dieser Haltung. Beim letzten Ausatmen senken Sie die Arme seitlich, strecken das vordere Knie wieder durch und kehren zu Position 2 zurück. Gehen Sie dann zurück in die Ausgangsposition. Wiederholen Sie die gesamte Sequenz auf der gleichen Seite, bleiben Sie ein paar Sekunden stehen, um den Atem zu beruhigen, und führen Sie die Abfolge dann zweimal auf der anderen Seite durch.

Diese dynamische Asana trägt dazu bei, das Energieniveau und die Stimmung zu heben.

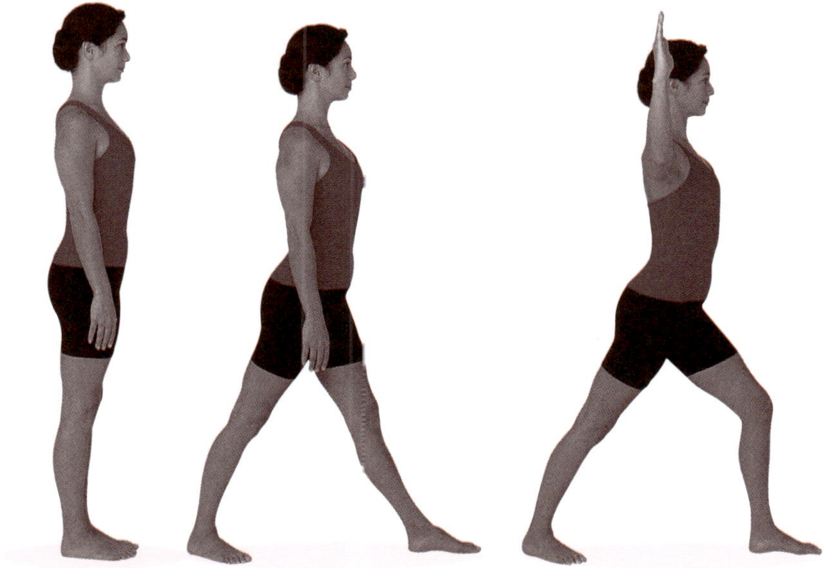

1 2 3

ENERGIE-MUDRA
Apan Mudra

Mit dem Apan Mudra können Sie Probleme aus einer anderen Perspektive betrachten. Es verleiht Kraft, Energie und Selbstvertrauen, um im Leben neue Aufgaben anzugehen. Es soll auch Gift- und Abfallstoffe aus dem Körper beseitigen.

Nehmen Sie eine bequeme Sitzhaltung ein, die Hände auf die Oberschenkel gelegt, die Handflächen zeigen nach oben. Berühren Sie mit den Spitzen des Mittel- und Ringfingers die Daumenspitze. Den Zeige- und den kleinen Finger halten Sie sanft ausgestreckt. Üben Sie das Mudra fünfzehn Minuten, zwei- bis dreimal täglich oder je nach Bedarf.

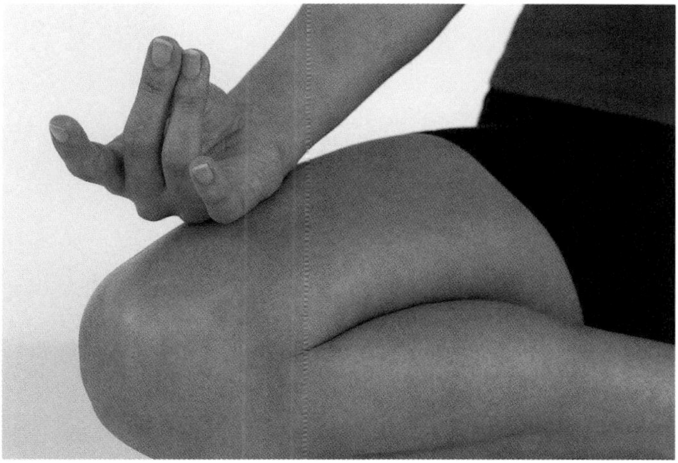

DREIECK
Trikonasana

1 Kommen Sie in den Stand, die Füße einen großen Schritt voneinander entfernt. Drehen Sie den linken Fuß im Neunzig-Grad-Winkel nach außen und den rechten leicht nach innen. Beim Einatmen heben Sie die Arme auf Schulterhöhe, die Handflächen zeigen nach unten. Entspannen und öffnen Sie die Schultern.

2 Atmen Sie aus und strecken Sie den Oberkörper nach links. Senken Sie die linke Hand zum Oberschenkel oder Schienbein, heben Sie den rechten Arm über den Kopf und ziehen Sie die Schulterblätter möglichst weit auseinander. Versuchen Sie, sich nicht nach vorne, sondern nur seitlich zu bewegen. Schauen Sie hoch zur rechten Hand. Beim Einatmen richten Sie sich wieder zu Position 1 auf. Wiederholen Sie die Bewegung dreimal auf jeder Seite.

Diese Haltung ist eine starke Seitendehnung, mit der Sie die Flanken öffnen und strecken, die Beine kräftigen sowie die Gelenkigkeit und Koordination verbessern.

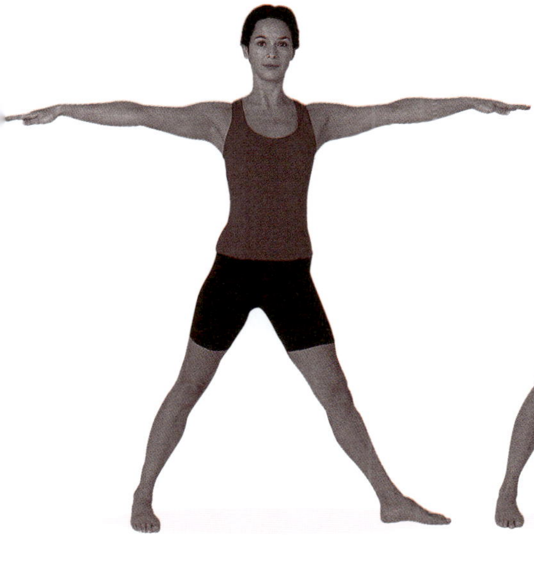

1

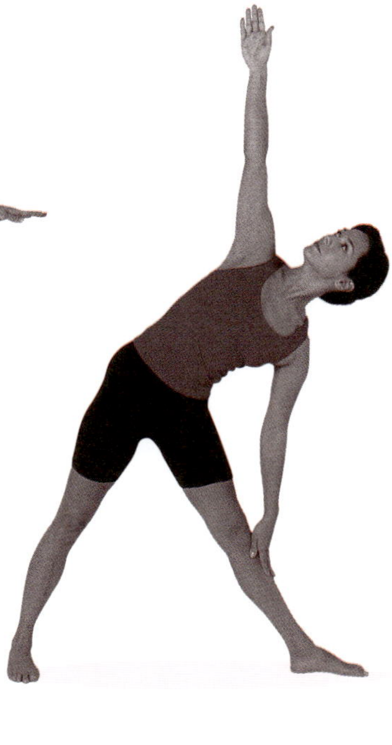

2

DIE KRAFTVOLLE HALTUNG
Utkatasana

1 Stellen Sie die Füße in Hüftbreite parallel zueinander.

2 Beim Einatmen heben Sie die Arme, schulterbreit auseinander, über den Kopf. Die Handflächen zeigen zueinander.

3 Atmen Sie aus, dabei beugen Sie die Knie und schieben die Hüfte nach hinten. Halten Sie den Rücken gerade, indem Sie ihn mit den Bauchmuskeln stützen. Achten Sie darauf, dass Ihre Knie nach vorne zeigen und über den Zehen sind. Führen Sie die Sequenz nun umgekehrt aus: Bei der Einatmung schieben Sie die Hüfte nach vorne und strecken die Beine durch. Atmen Sie aus und lassen Sie dabei die Arme seitlich sinken. Wiederholen Sie die gesamte Sequenz sechsmal, langsam und gleichmäßig.

Dies ist eine überaus belebende Asana, die Energie verleiht, die Beine kräftigt und die Atmung vertieft. Ziehen Sie Ihre Kraft während der Übung aus Ihrer Körpermitte. Lassen Sie Ihren Atem nach der Übung ruhiger werden.

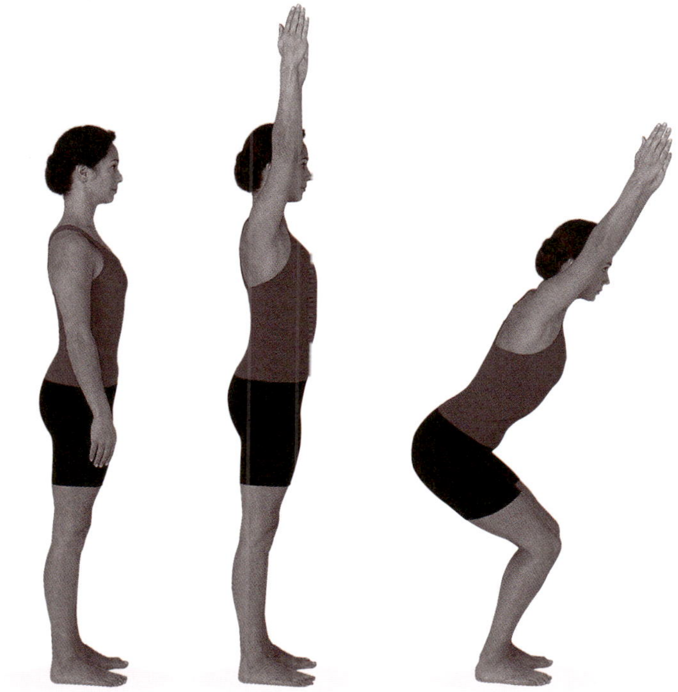

1 2 3

YOGA-VOLLATMUNG UND UJJAYI

Im Folgenden werden zwei einfache Atemtechniken beschrieben, mit denen Sie eine achtsame Atmung entwickeln können.

Yoga-Vollatmung

Legen Sie sich auf den Rücken, schließen Sie die Augen und atmen Sie während der ganzen Übung durch die Nase. Visualisieren Sie, wie Ihr Atem in den Unterleib fließt. Stellen Sie sich vor, dass sich der gesamte Bereich beim Einatmen mit Licht füllt und Sie Ihren Körper beim Ausatmen von Spannungen befreien. Nehmen Sie fünf bis zehn Atemzüge. Visualisieren Sie anschließend, wie Ihr Atem in den mittleren Körperbereich (Bauch und untere Brust) strömt und nehmen Sie wieder fünf bis zehn Atemzüge. Richten Sie Ihre Aufmerksamkeit auf den oberen Körperbereich (oberer Rücken, Schlüsselbein, Schultern, Nacken, Brust, Hals und Kopf). Visualisieren Sie beim Einatmen, wie Licht in diese Bereiche strömt und lassen Sie beim Ausatmen alle Spannungen los (fünf bis zehn Atemzüge).

Stellen Sie mit dem nächsten sanften Einatmen eine Verbindung zwischen den drei Körperbereichen her. Konzentrieren Sie sich zuerst auf den unteren Bereich, atmen Sie dann in den mittleren und schließlich in den oberen bis in den Kopf. Beim Ausatmen strömt der Atem durch Ihren Körper nach unten – vom Kopf bis zum Unterleib. Achten Sie auf die kleine Pause zu Beginn des Einatmens und am Ende des Ausatmens.

✢ Ujjayi

Ujjayi bedeutet »siegreich«. Diese Atemtechnik basiert auf einer tiefen und kraftvollen Atmung, die den Körper aufwärmt und zu innerer Kraft und Willensstärke führt.

Halten Sie den Mund sanft geschlossen und atmen Sie durch die Nase ein und aus. Ziehen Sie die Muskeln der Kehle leicht zusammen, um einen weichen, kontinuierlichen Zischlaut auszustoßen, der wie das Meeresrauschen in einer Muschel klingt. (Beim Einatmen muss man andere Muskeln verwenden.) Der Atem sollte nicht zu gepresst oder gezwungen sein. Mit etwas Übung können Sie die Dauer und den Druck jedes Atemzugs sehr präzise regulieren. Nehmen Sie am Anfang zwölf Atemzüge und erhöhen Sie die Zahl, wenn Sie sicherer werden.

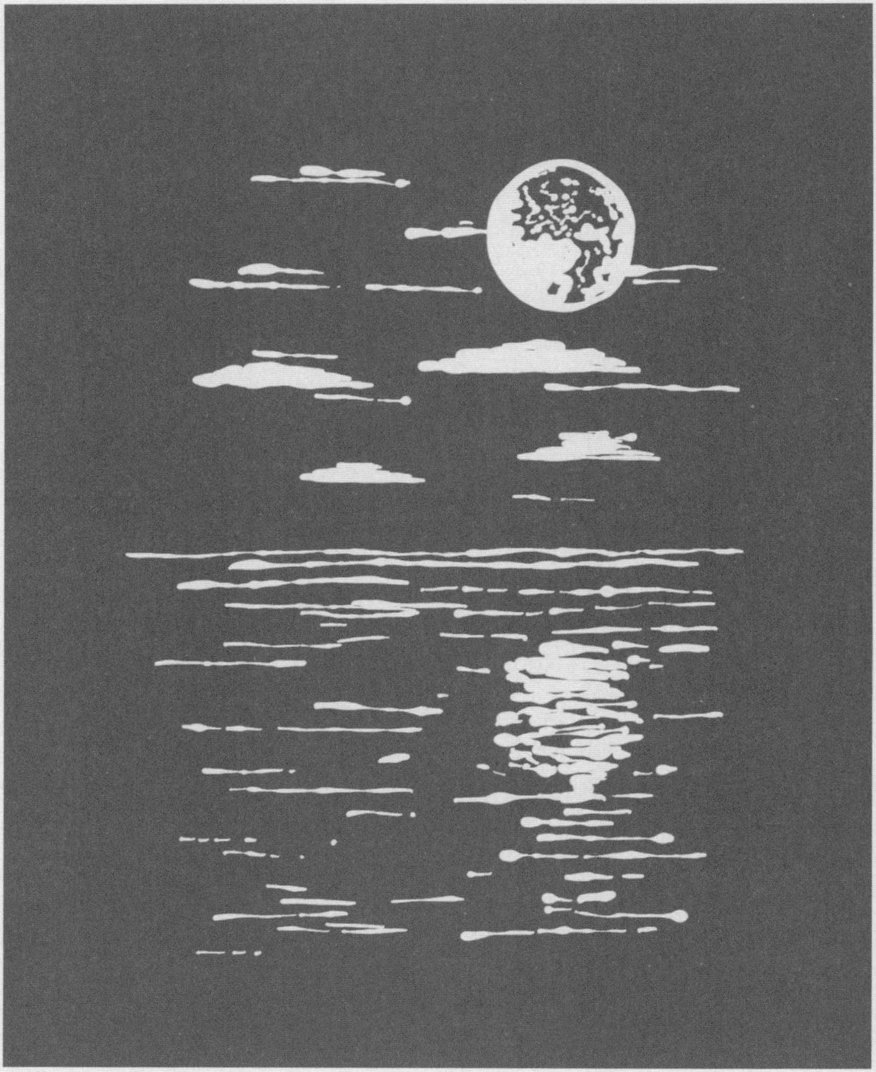

Wer die Asanas vollendet hat, sollte Pranayama nach Anleitung eines Lehrers üben, die Sinne kontrollieren, alles beobachten und sich nahrhaft und gemäßigt ernähren.

HATHAYOGAPRADIPIKA (14. JH.)

Ist der Atem unregelmäßig, ist auch der Geist unstet, doch wenn der Atem ruhig ist, dann ist es auch der Geist.

HATHAYOGAPRADIPIKA (14. JH.)

KATZE-HUND-KIND-ÜBUNGSFOLGE

1. Kommen Sie in den Vierfüßlerstand. Beim Einatmen beugen Sie die Ellbogen sanft nach hinten in Richtung Knie, während Sie die Brustmitte aufrichten, sodass sich die Wirbelsäule nach unten beugt (die Katze). Entspannen Sie den Nacken und ziehen Sie die Schultern nach hinten.
2. Stellen Sie beim Ausatmen die Zehen auf den Boden und drücken Sie die Hüfte nach hinten oben (der Hund). Halten Sie Kopf und Nacken entspannt und die Schultern weit und geöffnet.
3. Beim Einatmen lassen Sie die Knie nach unten sinken und kehren zur Katze zurück.
4. Mit der nächsten Ausatmung runden Sie sanft den Rücken und das Becken. Setzen Sie die Hüfte auf den Fersen ab und bringen Sie den Kopf zum Boden (das Kind). Wiederholen Sie die gesamte Übungsfolge sechsmal und achten Sie auf einen gleichmäßigen Atem.

Diese Sequenz erhöht den Energiefluss durch die Wirbelsäule und mindert Verspannungen im Nacken- und Schulterbereich. Achten Sie darauf, nicht mit dem Kinn zu führen, sondern die Kopf- und Nackenbewegungen im Einklang mit der Wirbelsäule auszuführen.

1

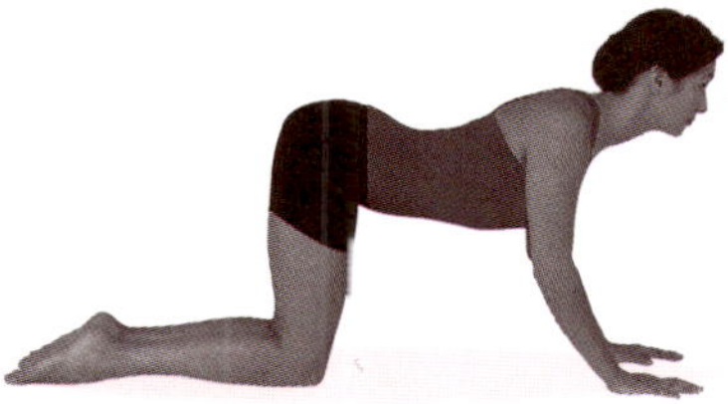

2

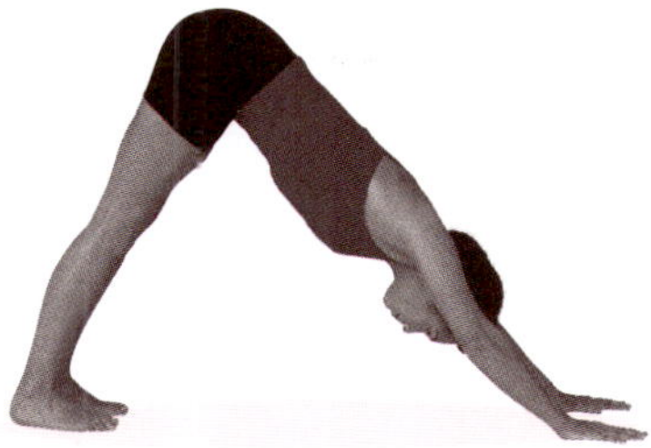

3

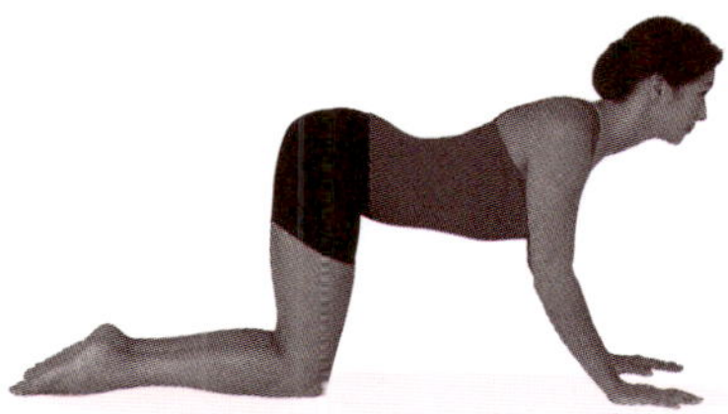

4

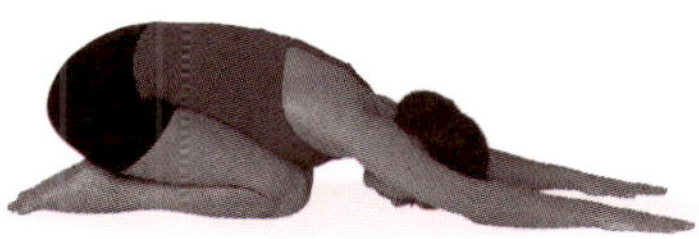

VARIATIONEN DER KOBRA

Sanftere Variation

1 Legen Sie sich auf den Bauch, die Stirn berührt den Boden. Die Hände liegen neben den Rippenbögen, die Ellbogen zeigen nach oben.

2 Beim Einatmen heben Sie den Kopf und den oberen Brustbereich. Mit dem nächsten Ausatmen kehren Sie zu Schritt 1 zurück. Achten Sie während der gesamten Übung auf eine sanfte Atmung und halten Sie den Kiefer entspannt. Vier- bis sechsmal wiederholen.

Stärkere Variation

1 Legen Sie sich auf den Bauch, die Stirn berührt den Boden. Legen Sie die Arme neben sich, die Handflächen zeigen nach unten.

2 Beim Einatmen heben Sie Kopf und Brust vom Boden ab. Führen Sie die Arme über außen in großem Bogen nach vorne. Mit der nächsten Ausatmung führen Sie die Armbewegung umgekehrt aus, um zu Schritt 1 zurückzukehren. Vier- bis sechsmal wiederholen.

Die Kobra trägt dazu bei, die Brust zu öffnen und den oberen Rücken zu stärken, was einen guten Ausgleich zu langer Schreibtischarbeit bildet. Die Übung darf keine Schmerzen im Rücken verursachen – falls doch, bewegen Sie sich nur so weit, wie es sich angenehm anfühlt.

Sanftere Variation

1 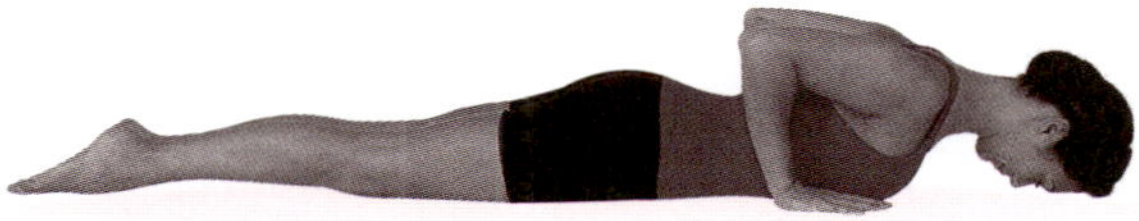

2 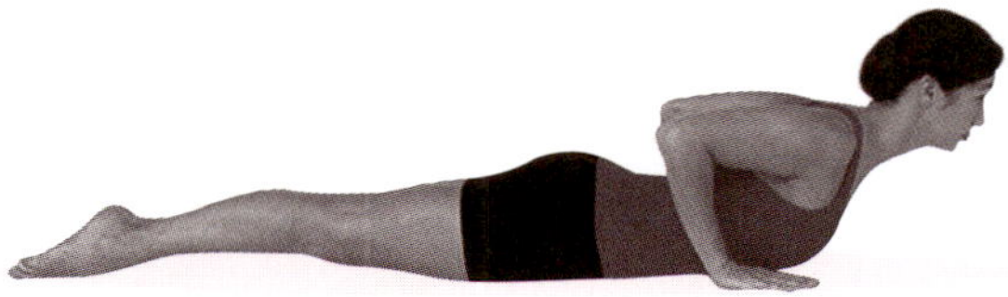

Stärkere Variation

1 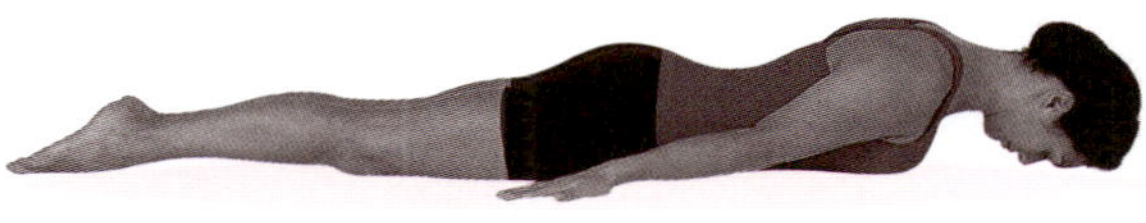

2 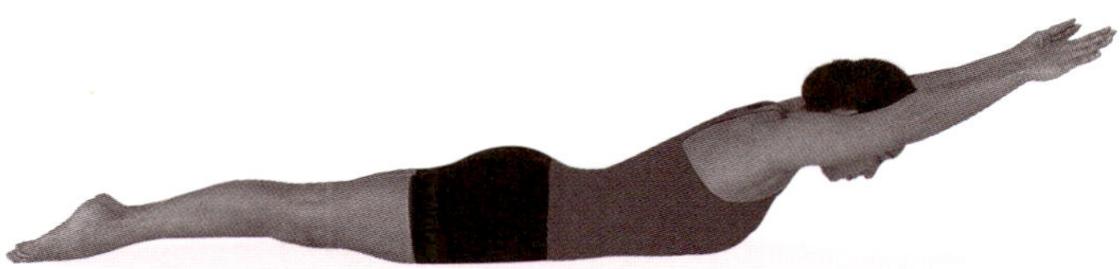

BEINSTRECKUNG
Utthanpadasana

1 Kommen Sie in die Rückenlage, die Knie gebeugt, die Füße aufgestellt. Die Arme liegen seitlich auf dem Boden, die Handflächen zeigen nach unten.

2 Beim Ausatmen ziehen Sie die Knie zur Brust.

3 Heben Sie beim Einatmen die Arme und legen Sie sie neben den Kopf auf den Boden. Gleichzeitig strecken Sie die Beine hoch (ohne die Knie zu überstrecken) und ziehen den Bauch nach unten, um die Wirbelsäule zu stützen. Wiederholen Sie die Schritte 2 und 3 drei- bis sechsmal. Lassen Sie die Füße beim Einatmen zu Boden sinken.

Diese Übung stärkt den unteren Rücken- und Bauchbereich und ist ein hervorragender Ausgleich zu langem Sitzen. Achten Sie besonders auf die Qualität und Dauer Ihres Atems, der während der gesamten Übung gleichmäßig sein sollte. Die Bewegung wird einfacher, wenn Sie nur ein Bein hochstrecken und das andere als zusätzliche Stütze unten halten: den Fuß aufgestellt und das Knie gebeugt.

1
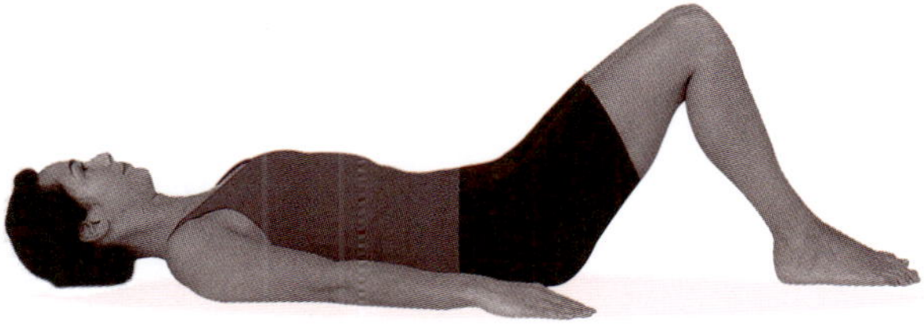

2
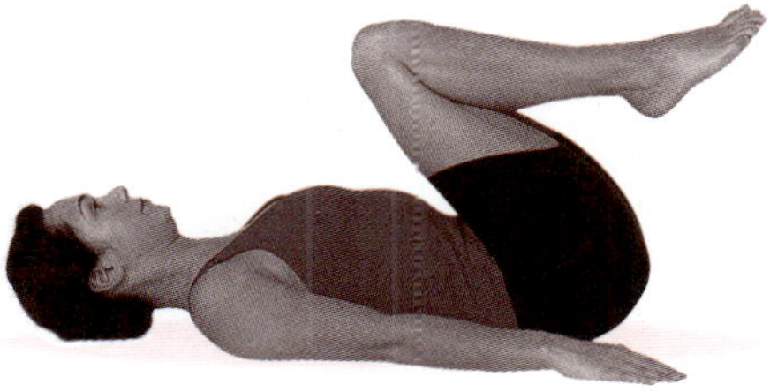

3
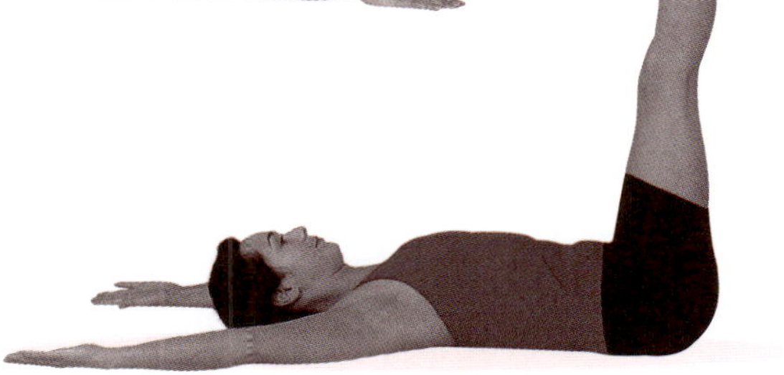

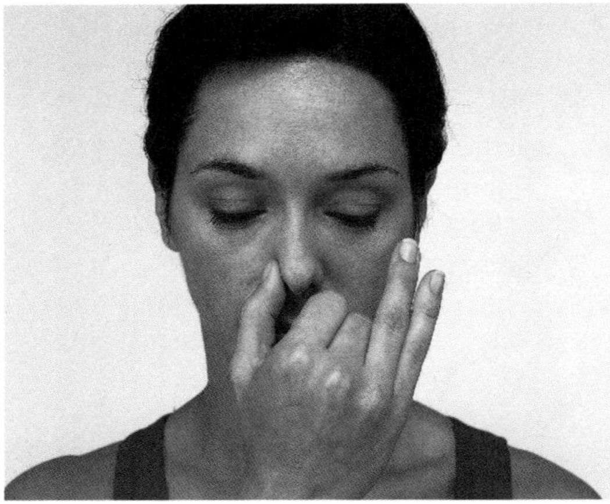

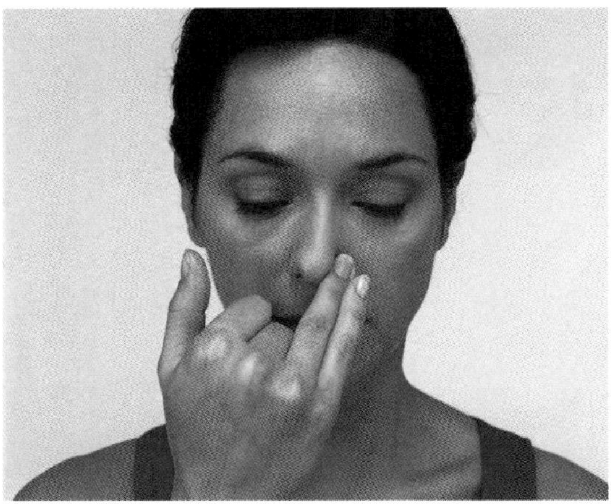

WECHSELATMUNG
Alunoma Viloma

Diese Technik beeinflusst den Energiefluss durch die *nadis* (Energiebahnen) im Körper und wirkt sowohl stimulierend als auch entspannend. Die Ein- und Ausatmung sollte gleich lang sein. Achten Sie darauf, sich nicht zu überanstrengen. Jeder Atemzug sollte weich und fließend sein.

Nutzen Sie die rechte Hand zum Verschließen der Nasenlöcher: Knicken Sie den Zeige- und Mittelfinger ein und nutzen Sie den Daumen, um das rechte Nasenloch zu schließen, sowie den Ring- und den kleinen Finger, um das linke Nasenloch zu schließen. Schließen Sie das rechte Nasenloch und atmen Sie durch das linke Nasenloch ein (siehe obere Abbildung). Schließen Sie dann das linke Nasenloch, lösen Sie den Daumen und atmen Sie durch das rechte Nasenloch aus. Atmen Sie nun durch das rechte Nasenloch ein (siehe untere Abbildung). Schließen Sie das rechte Nasenloch mit dem Daumen, lösen Sie die Finger und atmen Sie durch das linke Nasenloch aus, um eine Runde Alunoma Viloma abzuschließen. Beginnen Sie mit acht Runden und steigern Sie sich auf sechzehn.

DIE SEITLICHE DREHUNG
Jathara Parivriti

1 Legen Sie sich auf den Rücken, die Arme auf Schulterhöhe ausgestreckt. Beugen Sie die Knie und stellen Sie die Füße flach auf den Boden. Heben Sie das linke Bein hoch zur Decke.

2 Legen Sie beide Beine beim Ausatmen vorsichtig auf der rechten Seite ab. Wenn möglich, umfassen Sie mit der rechten Hand die Zehen. Drehen Sie sanft den Kopf nach links. Halten Sie diese Position für vier bis sechs tiefe, gleichmäßige Atemzüge. Jeweils zweimal auf beiden Seiten wiederholen.

Drehungen kräftigen die gesamte Wirbelsäule, erhöhen den Prana-Fluss und stimulieren das Nervensystem. Besonders förderlich sind sie für den Verdauungsapparat und die inneren Organe.

1

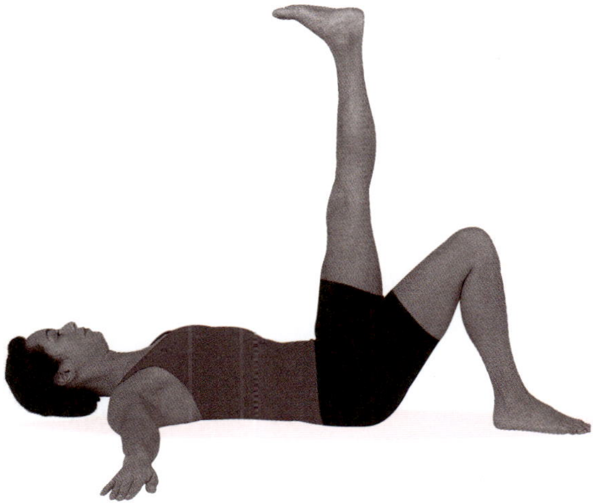

2

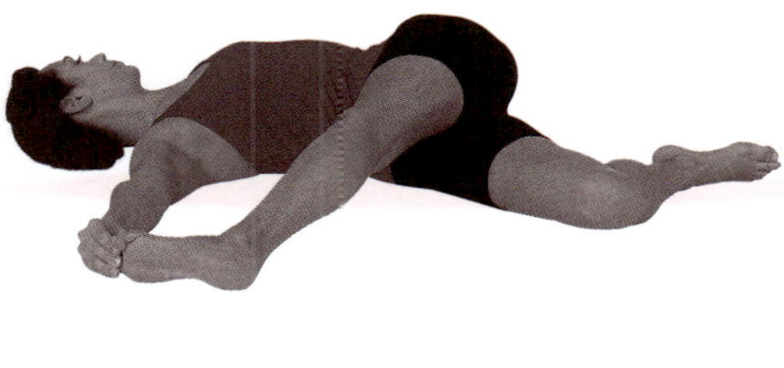

SCHULTERBRÜCKE

1 Legen Sie sich auf den Rücken, die Knie gebeugt und die Füße in Hüftbreite parallel und flach auf dem Boden. Drücken Sie die Füße fest in den Boden und achten Sie darauf, dass die großen Zehen den Boden berühren.

2 Heben Sie beim Einatmen die Hüfte an. Ziehen Sie die Schultern zusammen, verschränken Sie die Hände unter sich und drücken Sie sie sanft in Richtung Fersen. Bringen Sie das Becken nach oben, um die Hüfte noch ein bisschen mehr anzuheben. Die Knie bleiben parallel. Atmen Sie drei- bis sechsmal tief in den Brustbereich. Um die Asana zu beenden, lösen Sie die Hände und breiten Sie die Arme aus. Lassen Sie sich beim Ausatmen wieder auf den Boden sinken, indem Sie einen Wirbel nach dem anderen abrollen. Bleiben Sie ruhig liegen, bis sich der Atem beruhigt. Wiederholen Sie die gesamte Sequenz zwei- bis viermal.

Diese effektive Rückbeuge weitet die Brust und kräftigt die Beine und den Unterleib. Führen Sie die Übung achtsam aus: Achten Sie auf das symmetrische Gleichgewicht der Haltung, bei der die Vorder- und Rückseite des Körpers angespannt werden und sich gegenseitig stützen.

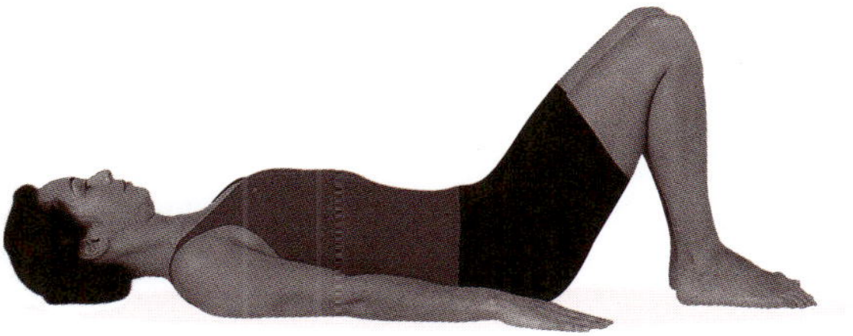

1

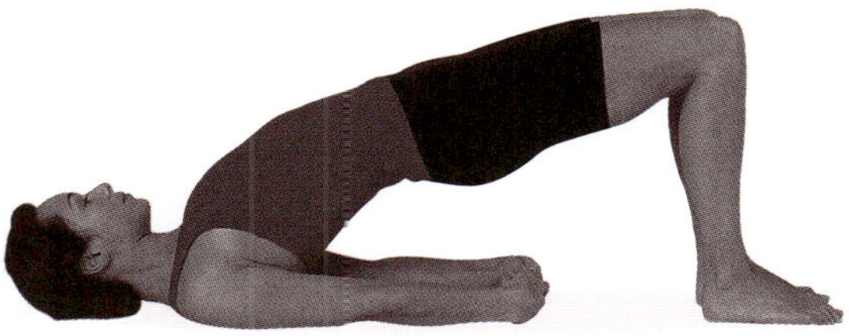

2

ZU INNERER STÄRKE

Diese Meditation basiert auf dem Wurzelchakra (*muladhara*), dem Energiezentrum im Körper, das uns mit der Erde verbindet und uns ein Gefühl von Stabilität verleiht (siehe S. 29).

1 Nehmen Sie in eine angenehme Sitzhaltung ein und halten Sie den Rücken gerade. Legen Sie die Handflächen auf die Knie oder Oberschenkel und schließen Sie die Augen. Nehmen Sie sich Zeit, um sich auf Ihren Körper zu konzentrieren: Lösen Sie Muskelverspannungen und richten Sie sich im Sitzen zu Ihrer vollen Größe auf. Die Haltung sollte Ihnen ein festes, stabiles Gefühl geben.

2 Konzentrieren Sie sich auf die Atmung. Beim Einatmen ziehen Sie die Kraft der Erde in Ihren Körper. Mit jeder Ausatmung fühlen Sie sich etwas gefestigter, stabiler und stärker.

3 Richten Sie Ihre Aufmerksamkeit auf die natürliche Stabilität und Stärke in Ihrem Inneren. Wenn Sie von anderen Gedanken abgelenkt werden, richten Sie Ihren Fokus wieder sanft auf den Atem. Nach ein paar Minuten lenken Sie Ihre Aufmerksamkeit erneut auf Ihren Körper. Spüren Sie in das Gewicht Ihres Körpers hinein. Bleiben Sie eine Zeit lang ruhig sitzen, bevor Sie aufstehen.

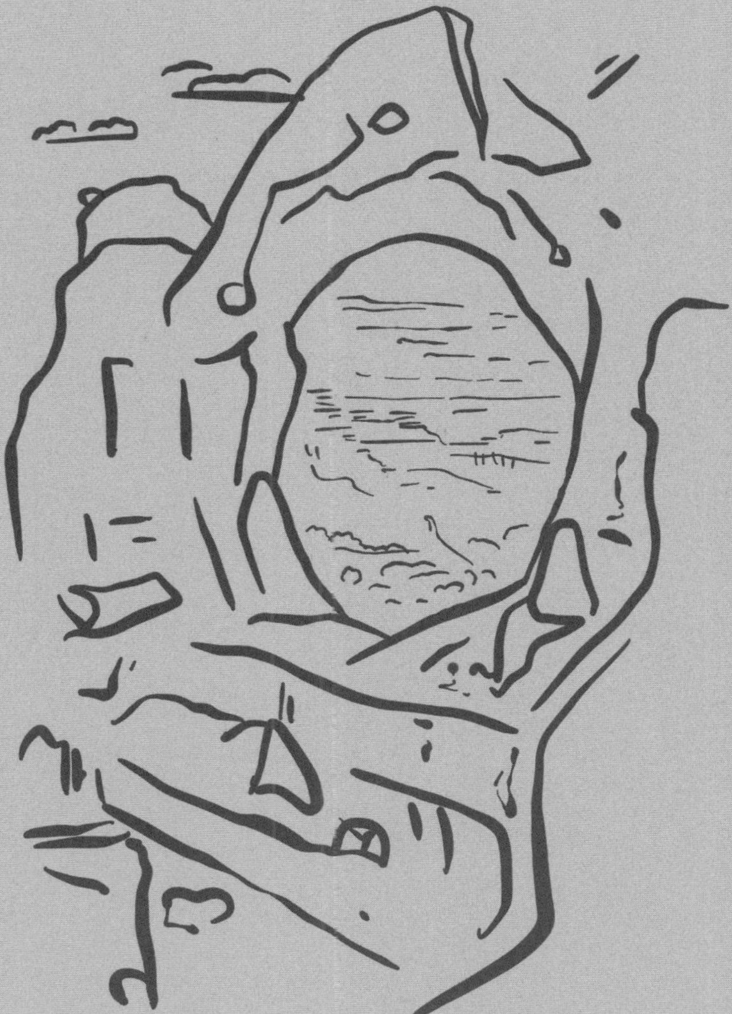

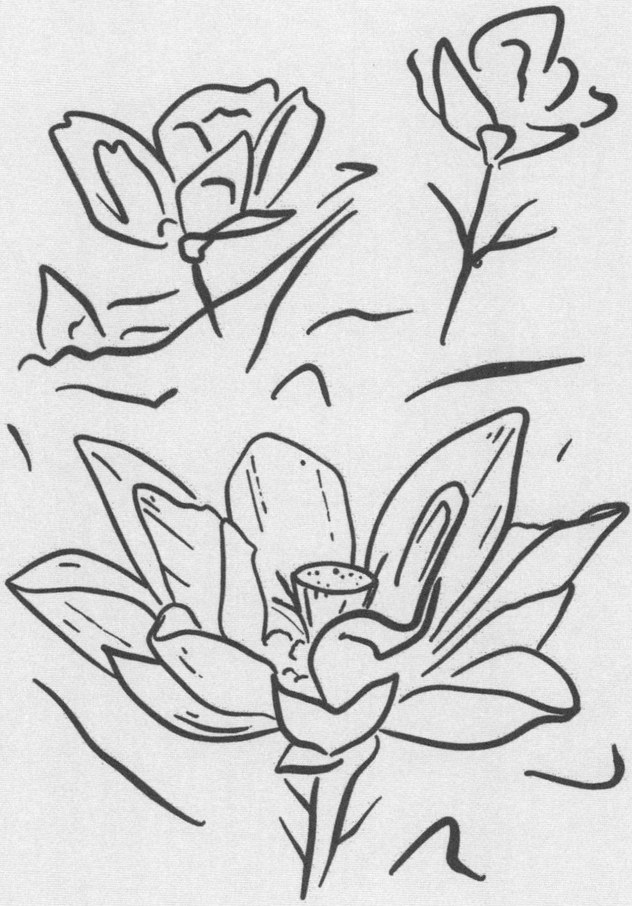

Der Zustand des Yoga ist durch kontinuierliche
Praxis und Nicht-Verhaftung zu erreichen.

PATANJALI
YOGASUTRAS (UM 200 V. U. Z. BIS 200 N. U. Z.)

Der Geist kommt zur Ruhe, wenn er
Freundlichkeit im Angesicht des Glücks,
Mitgefühl im Angesicht des Leids,
Freude im Angesicht der Tugend
und Gleichgültigkeit im Angesicht
des Irrtums findet.

PATANJALI
YOGASUTRAS (UM 200 V. U. Z. BIS 200 N. U. Z.)

DRITTES

Entspannung durch Yoga

An irgendeinem Punkt im Leben stehen die meisten von uns unter übermäßigem Stress. Das ist nicht sonderlich überraschend, wenn man bedenkt, wie »unnatürlich« das Leben vieler Menschen verläuft: Wir sind von den natürlichen Rhythmen des Körpers abgeschnitten und die Sinne werden mit Eindrücken bombardiert. Denken Sie einmal darüber nach: Fast jeder wacht morgens vom Klingeln des Weckers auf und ist kurz darauf Stressfaktoren wie Berufsverkehr, anhaltendem Lärm und Verschmutzung ausgesetzt. In unserer Freizeit belasten wir unser Nervensystem weiter, indem wir ins Kino gehen (denken Sie an die Gefühle, die man bei einem Horrorfilm oder Thriller durchlebt!), fernsehen oder Musik hören. Stress kann sich auch auf andere Art

KAPITEL

zeigen: Isolation und Langeweile können für Körper und Geist genauso aufreibend sein wie Reizüberflutung. Natürlich bleibt das Gesamtergebnis das gleiche: Wir verlieren den Kontakt zu dem Gefühl für innere Ruhe.

Yoga ist für seine beruhigende Wirkung bekannt. Tatsächlich ist Yoga eine kraftvolle Methode, um den Kreislauf aus Stress zu durchbrechen, Geist und Körper zu entspannen und das Nervensystem gesund und ausgeglichen zu halten. In diesem Kapitel lernen Sie Techniken, um Ihre Aufmerksamkeit nach innen zu richten, sich von äußeren Stressfaktoren zu befreien und zu einem inneren Ort der Ruhe zurückzukehren. Führen Sie die vorgeschlagenen Übungen als Sequenz in der vorgegebenen Reihenfolge oder einzeln aus – so wie es sich gut für Sie anfühlt.

YOGA BERUHIGT

Stress muss nicht immer etwas Schlechtes sein. Tatsächlich brauchen wir ihn, um fokussiert und motiviert zu bleiben. Das »optimale« Stresslevel ist aber für jeden unterschiedlich. Denken Sie an das optimale Niveau für Sie persönlich: Wie viel Druck brauchen Sie, um zur Höchstform aufzulaufen? Manche ziehen es vor, den Tag mit vielen Aktivitäten zu füllen und scheinbar keine freie Minute zu haben, andere arbeiten lieber schnell und konzentriert und legen lange Pausen zur Erholung ein. Es gibt hier keinen Wettbewerb – Ihr optimales Stresslevel richtet sich allein nach Ihnen. Es macht keinen Sinn, mit anderen zu konkurrieren, um scheinbar besser abzuschneiden. Kennen Sie Ihre persönliche Grenze.

Der Körper spiegelt den Gemütszustand wider. Wenn wir unter Druck stehen (oder wütend sind), nimmt unser Körper eine drohende Gefahr wahr und bereitet sich auf die so genannte »Kampf-oder-Flucht-Reaktion« vor. Unsere Muskeln spannen sich an und der Körper stellt sich auf eine Verteidigung oder Flucht ein. Wenn Sie am Schreibtisch sitzen oder durch dichten Verkehr fahren und frustriert, genervt oder wütend werden, setzt die Kampf-oder-Flucht-Reaktion ein. Da Sie sich der drohenden Gefahr aber nicht (körperlich) stellen oder vor ihr flüchten können, wird kein Stress abgebaut. Nach einer

Weile geht der Körper dauerhaft in den Zustand des Kampf-oder-Flucht-Reflexes über: Anzeicher dafür sind hochgezogene Schultern, Magenkrämpfe, Zusammenbeißen der Zähne und eine kurze, flache Atmung.

Zum Ausgleich bedarf es regelmäßiger Übungen, damit der Körper aufgestauten Stress abbauen kann. Yoga ist für seine beruhigende Wirkung bekannt. Beim Üben der Asanas werden stressbedingte Muskelverspannungen durch sanfte Bewegungen gelöst. Da die Atmung bei den Asanas und beim Meditieren langsamer und tiefer wird, kehrt das Nervensystem zu einem Zustand der Entspannung zurück. Die Fähigkeit, sich sofort zu beruhigen, ist allerdings nicht von vorneherein gegeben. Doch wenn Sie die in diesem Kapitel vorgestellten Techniken wiederholt anwenden, werden Sie feststellen, dass eine regelmäßige Yogapraxis neue Reaktionsmuster in Ihnen hervorruft: Eine flexiblere, offenere Haltung fördert einen flexibleren, offeneren Geist.

DAS SIEGEL DER WEISHEIT UND DES WISSENS
Jnana Mudra und Chin Mudra

Die folgenden Mudras finden weltweit in vielen traditionellen Meditationsarten Verwendung. Sie tragen dazu bei, die Energie in höhere Chakren zu leiten, uns in feinstofflichere Bewusstseinszustände zu versetzen und ein Gefühl der Leichtigkeit in Rücken, Brust und Kopf herzustellen. Beide Mudras können auch ein stabiles, geerdetes Gefühl bewirken und stärken das Gedächtnis sowie den mentalen Fokus.

Legen Sie die Kuppen von Zeigefinger und Daumen an beiden Händen aneinander (wie auf den Abbildungen gezeigt). Legen Sie die Hände auf die Knie, beim Jnana Mudra zeigen die Handflächen nach oben (Abbildung oben) und beim Chin Mudra nach unten (Abbildung unten). Üben Sie jedes Mudra täglich ein- oder zweimal für jeweils fünf bis fünfzehn Minuten. Sie können die Mudras auch als Meditationshilfe oder Atemübung nutzen. Führen Sie sie abwechselnd aus und erspüren Sie die jeweils unterschiedlichen Wirkungen.

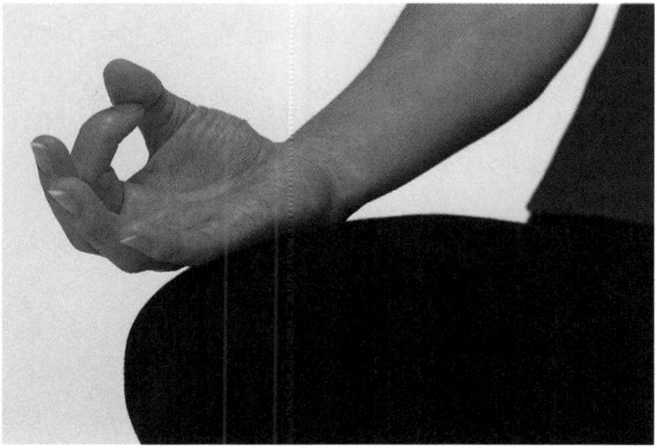

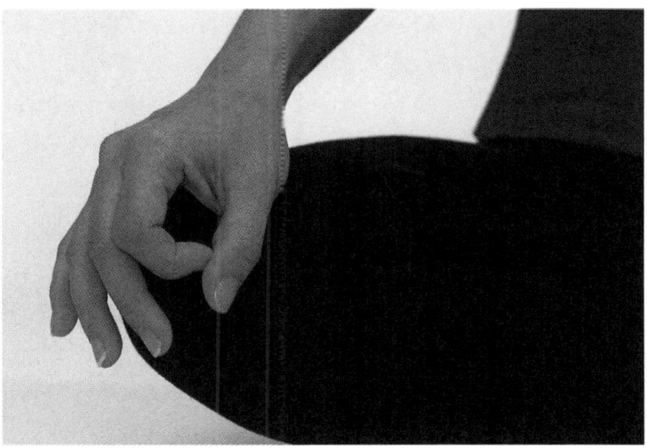

ENTSPANNUNGSHALTUNGEN

Nehmen Sie diese Entspannungshaltungen drei bis fünfzehn Minuten ein, etwa um nach der Arbeit zur Ruhe zu kommen.

✢ **Entspannung des unteren Rückens** Legen Sie sich auf den Boden, ein Kissen oder eine zusammengerollte Decke unter den Knien, die Hände auf dem Unterleib. Diese Stellung mindert Schmerzen im Kreuz, Müdigkeit und Anspannung, und trägt zu Ausgeglichenheit bei.

✢ **Öffnen des Brustkorbs** Legen Sie sich mit dem Rücken auf ein großes Polster oder eine zusammengerollte Decke. Die Arme liegen neben dem Körper, die Handflächen zeigen nach oben. Fühlt sich der untere Rücken überdehnt an, legen Sie ein weiteres Polster unter die Hüfte. So können Sie Verspannungen im oberen Rücken und im Nacken lindern. Wenn Sie sehr verspannt sind, ist diese Haltung vielleicht zu anspruchsvoll. Wählen Sie dann eine andere Stellung.

✢ **Das Kind mit Hilfsmittel** Legen Sie ein großes Kissen oder Polster als Stütze zwischen die Knie. Benutzen Sie ein möglichst großes Kissen, damit es sich angenehm anfühlt. Legen Sie den Kopf entspannt ab. Die Arme liegen entspannt neben dem Körper.

Entspannung des unteren Rückens

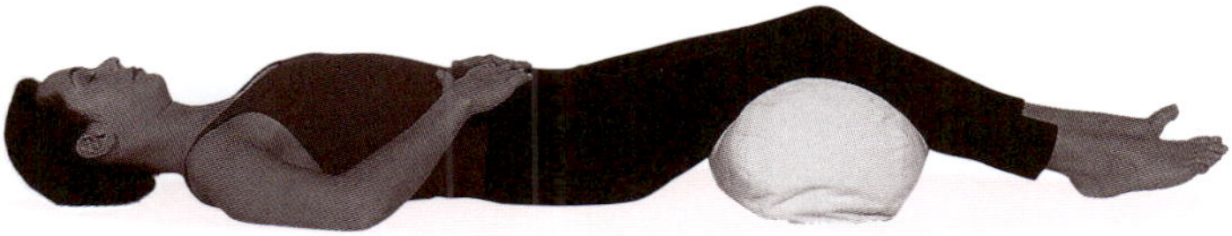

Öffnen des Brustkorbs

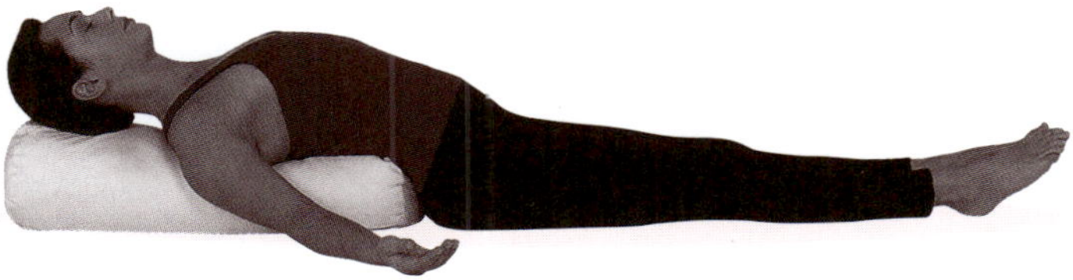

Das Kind mit Hilfsmittel

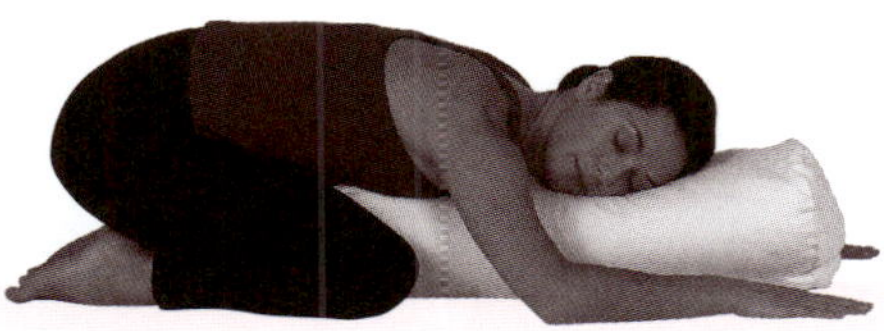

VORBEUGE
Uttanasana

1 Kommen Sie in den Stand, die Füße in Hüftbreite parallel zueinander. Dehnen und entspannen Sie die Schultern, indem Sie sie nach hinten und nach unten ziehen. Lassen Sie den Nacken lang und weich.

2 Heben Sie beim Einatmen die Arme über den Kopf. Sie können sie entweder vor dem Körper oder seitlich heben.

3 Beugen Sie sich beim Ausatmen nach vorne. Lassen Sie die Hände nach unten in Richtung Füße sinken und beugen Sie die Knie so weit wie nötig, um den Oberkörper, Kopf und Nacken zu entspannen. Kehren Sie die Bewegung dann um: Kommen Sie beim Einatmen zurück in die Position 2. Wenn Sie kräftig genug sind, heben Sie die Arme vor dem Körper, sonst seitlich, was etwas leichter ist. Lassen Sie die Arme beim Ausatmen entspannt neben den Körper sinken (Position 1). Vier- bis sechsmal widerholen.

Diese einfache Bewegung stärkt die Wirbelsäule und die inneren Organe. Durch die Konzentration auf den Atem und die Bewegungen gelangt man bei dieser Sequenz zu einer positiven Einstellung.

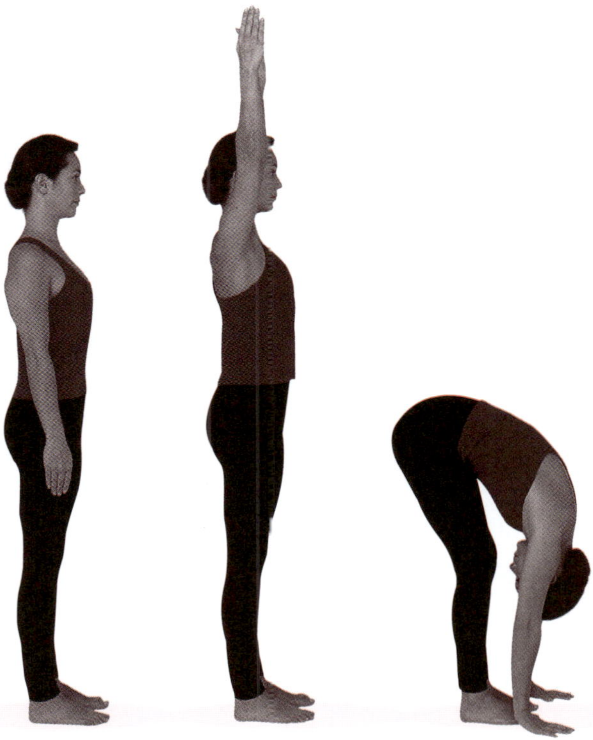

1 2 3

SEITLICHE VORBEUGE
Parsva Uttanasana

1 Stellen Sie den linken Fuß einen Schritt nach vorne, der rechte Fuß ist leicht nach außen gedreht. Heben Sie die Arme beim Einatmen über den Kopf. Strecken Sie die Wirbelsäule und lassen Sie das Steißbein sinken. Drücken Sie den hinteren Fuß für eine größere Standfestigkeit in den Boden.

2 Beugen Sie sich beim Ausatmen sanft nach vorne. Beugen Sie ein bisschen das linke Knie, auch wenn Sie gelenkig genug sind, um das Bein bei der Vorbeuge durchzustrecken. Legen Sie die Handflächen neben Ihre Füße auf den Boden und entspannen Sie Kopf und Nacken. Nehmen Sie einen tiefen Atemzug: Beim Einatmen strecken Sie sanft den oberen Rücken und die Brust, beim Ausatmen entspannen Sie sich. Halten Sie den Rücken beim Einatmen gerade, während Sie sich wieder zur Position 1 aufrichten. Lassen Sie die Arme beim Ausatmen entspannt neben den Körper sinken. Dreimal auf jeder Seite wiederholen.

Dies ist eine wunderbare Übung, um Last abzuwerfen! Stellen Sie sich einen Rucksack voller Dinge vor, die Sie nicht mehr mit sich herumschleppen wollen und die bei der Vorbeuge herausfallen.

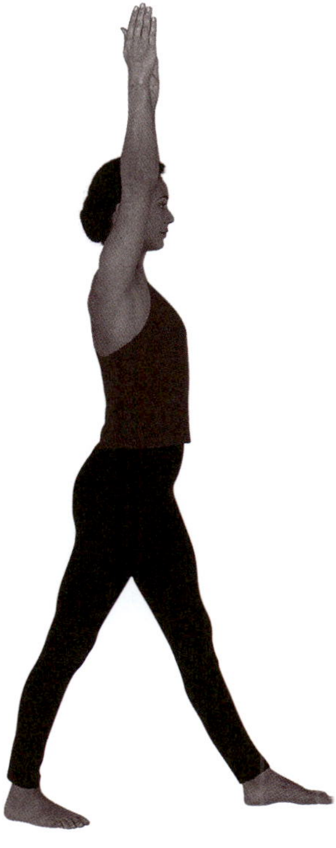

1

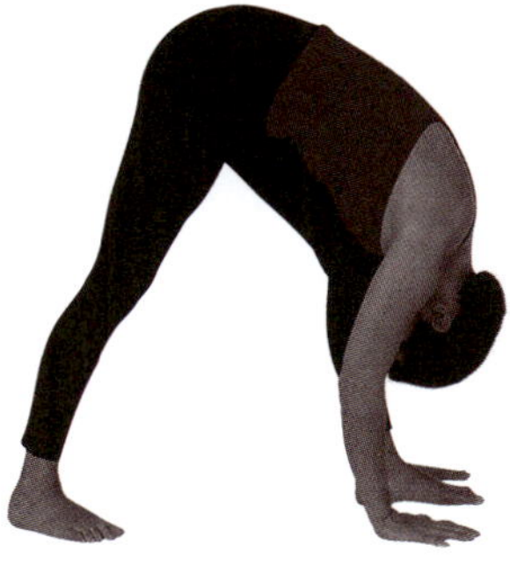

2

SUMMENDE BIENENATMUNG
Bhramari

Das Geräusch, das bei dieser Übung erzeugt wird, ähnelt dem Summen einer Biene. Durch das Summen entsteht eine Vibration im Körper, die eine wunderbar beruhigende und kräftigende Wirkung hat. Mit dieser Technik können Sie Ihre Nerven beruhigen und zu größerem Wohlbefinden gelangen.

Nehmen Sie eine gemütliche Sitzhaltung ein, die Augen geschlossen, und richten Sie Ihre Aufmerksamkeit für ein paar Sekunden nach innen auf den Atem. Wenn Sie wollen, können Sie sich sanft die Ohren zuhalten. Nehmen Sie einen langen, gleichmäßigen Atemzug. Summen Sie sanft beim Ausatmen, der Kiefer bleibt entspannt. Summen Sie anschließend bei jedem Ausatmen und spüren Sie der Vibration des Geräusches an verschiedenen Stellen Ihres Gesichts und Kopfes nach. Experimentieren Sie mit unterschiedlichen Tonlagen, bis Sie eine angenehme für sich finden – der Klang sollte sanft, schwingend und voll sein. Verwenden Sie diese Atemtechnik für acht bis zwölf komplette Atemzüge (ein und aus), bleiben Sie anschließend eine Zeit lang still sitzen, lauschen Sie dem Atem und dem Nachschwingen der Vibration im Körper.

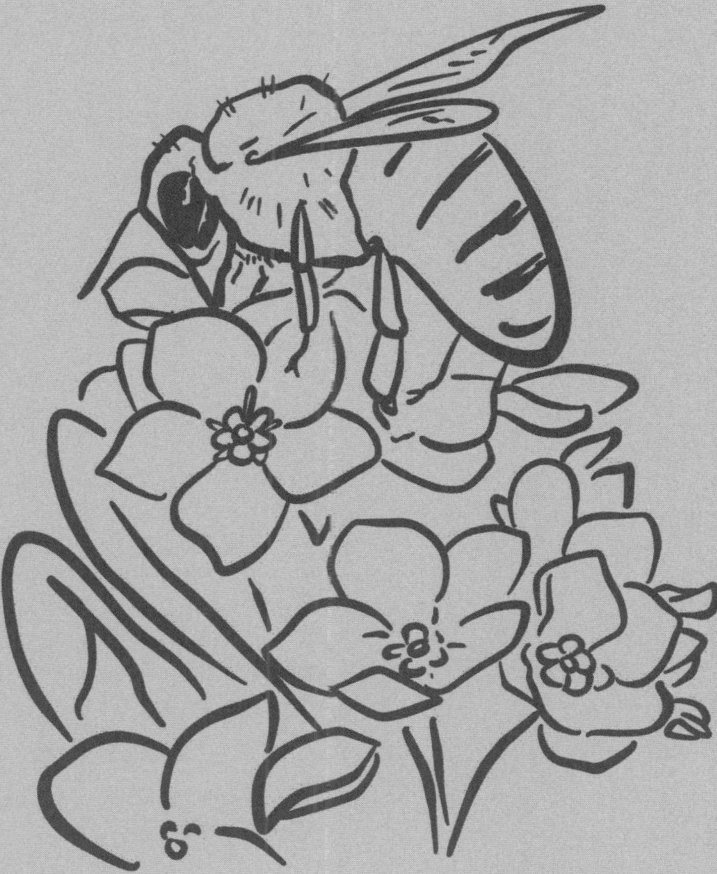

KNIENDE KATZE-KIND-HALTUNG

1. Knien Sie sich im Fersensitz auf den Boden (siehe Abbildung 1), die Hände auf den Oberschenkeln, die Augen geschlossen.
2. Heben Sie beim Einatmen die Arme über den Kopf und richten Sie sich in den Kniestand auf.
3. Legen Sie die Hände beim Ausatmen behutsam auf den Boden vor sich und wölben Sie die Wirbelsäule sanft nach oben.
4. Beugen Sie beim Einatmen die Ellbogen und strecken Sie die Brustmitte nach vorne und nach oben (die Katze).
5. Kippen Sie das Becken beim Ausatmen nach innen, wölben Sie die Wirbelsäule und setzen Sie sich mit der Hüfte auf den Fersen ab (das Kind). Kehren Sie beim Ausatmen zur Position 1 zurück. Entspannen Sie beim Ausatmen die Schultern. Wiederholen Sie die Sequenz sechsmal.

Diese Sequenz ist eine sanfte Möglichkeit, um Verspannungen in der Wirbelsäule zu lösen, im Kopf klar zu werden und die Nerven zu beruhigen. Versuchen Sie, die Augen während der Übungsabfolge geschlossen zu halten. Lauschen Sie der Dauer und Qualität Ihres Atems und leiten Sie jeden Stellungswechsel mit dem Beginn der nächsten Ein- oder Ausatmung ein.

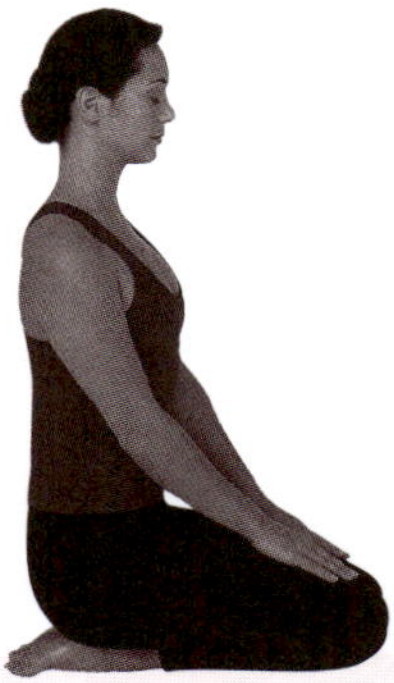

1

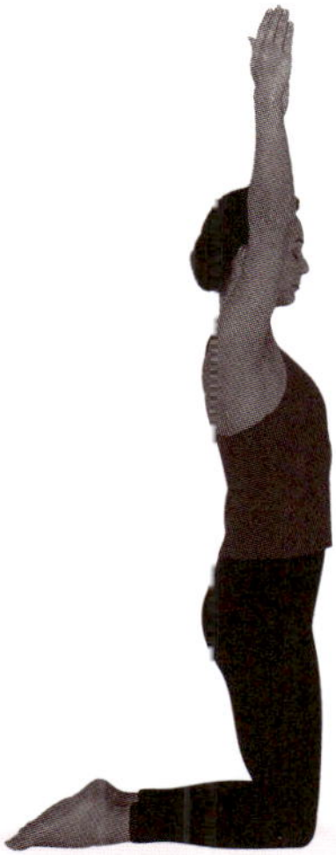

2

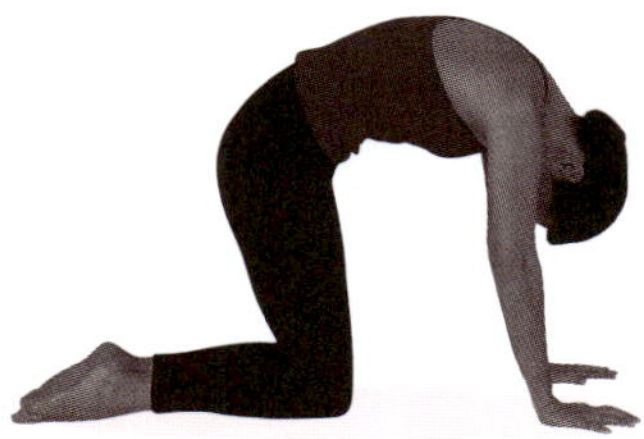

3

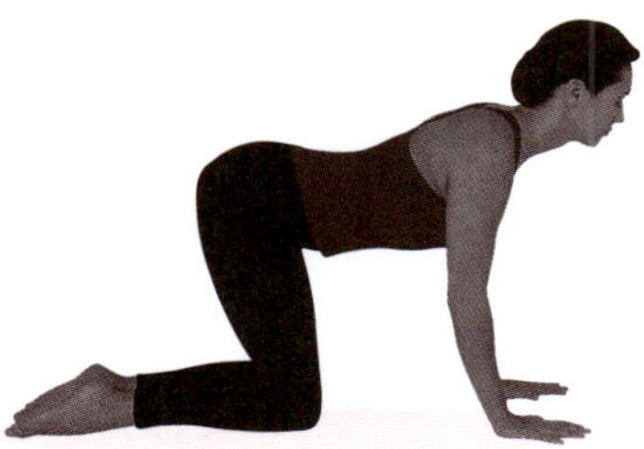

4

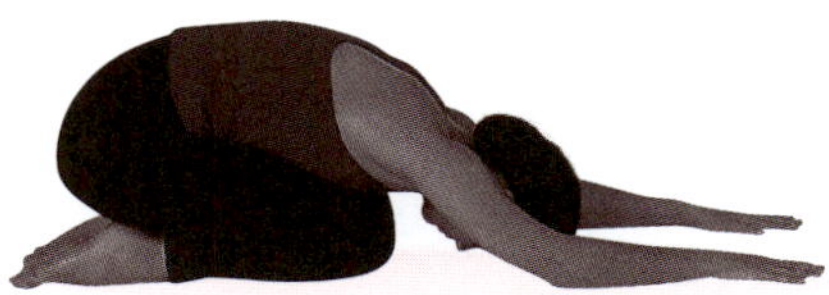

5

TIEFE HOCKE

1 Drehen Sie die Füße leicht nach außen, beugen Sie die Knie und gehen Sie in die tiefe Hocke. (Wenn sich diese Haltung unangenehm anfühlt, legen Sie einen Block oder ein Buch unter die Fersen.) Achten Sie darauf, dass die Fußrücken nicht nach vorne kippen, was die Kniegelenke belasten könnte. Bringen Sie die Handflächen zusammen und drücken Sie die Ellbogen sanft gegen die Innenseiten der Knie. Bleiben Sie so für einige Atemzüge.

2 Verschränken Sie die Hände, legen Sie die Daumen parallel über die Finger und legen Sie sanft die Stirn auf den Daumen ab. Schließen Sie die Augen und wiegen Sie sich ein paar Minuten sanft vor und zurück. Die Bewegung wird immer kleiner, bis Sie wieder still sind. Richten Sie langsam Kopf und Nacken auf, um den Rücken zu strecken, und öffnen Sie die Augen.

Im Westen sind viele Menschen steif in der Hüfte, den Knien und den Knöcheln, weil wir schon von klein auf meist auf Stühlen und anderen Möbeln sitzen. Die Hocke streckt den unteren Rücken und sorgt für mehr Gelenkigkeit und Kraft in den Knien, Knöcheln und der Hüfte. Üben Sie diese Haltung mehrere Minuten am Tag, um Ihre Gelenkigkeit und Haltung insgesamt zu verbessern.

1

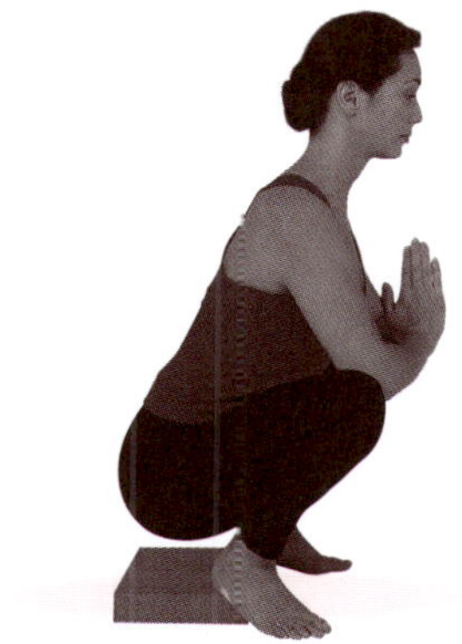

2

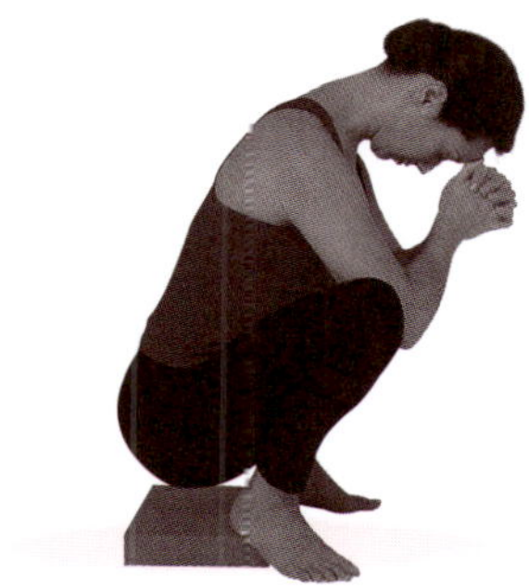

MUDRA ZU INNERER HARMONIE
Matangi Mudra

Das Matangi Mudra erzeugt Gleichgewicht und Harmonie in Geist und Körper. Dieses Mudra trägt auch zur Entspannung und einem Gefühl von Leichtigkeit bei, wenn Sie sich schwach oder überreizt fühlen. Es beruhigt den Atem und Geist. Darüber hinaus soll es den Energiefluss in den inneren Organen nahe dem Solarplexus (Bauchbereich) anregen.

Verschränken Sie die Hände ineinander und legen Sie sie auf Höhe des Solarplexus. Strecken Sie beide Mittelfinger aus und legen Sie sie aneinander. Halten Sie dieses Mudra einige Minuten. Versuchen Sie, es zwei- oder dreimal am Tag auszuführen – oder wann immer Sie wieder ins Gleichgewicht kommen wollen.

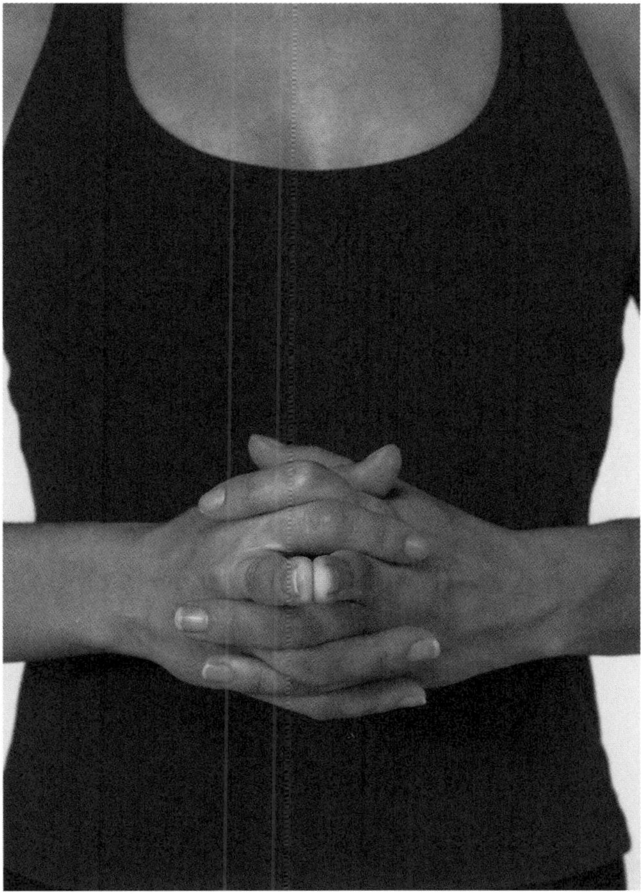

KOPF-ZUM-KNIE-HALTUNG
Janu Sirsanana

1 Setzen Sie sich auf einen kleinen Block oder ein Kissen auf den Boden, um die Hüfte leicht anzuheben. Strecken Sie beide Beine aus, beugen Sie das rechte Knie zur Seite, sodass der rechte Fuß den linken Oberschenkel berührt. Wenn das rechte Knie weit vom Boden entfernt ist, stützen Sie es mit einem Kissen. Heben Sie beim Einatmen die Arme über den Kopf, die Handflächen zeigen zueinander, und strecken Sie die gesamte Wirbelsäule.

2 Senken Sie beim Ausatmen die Arme und legen Sie die Hände zu beiden Seiten des linken Knies auf den Boden (oder des Schienbeins oder Fußes, wenn sie leicht zu erreichen sind). Entspannen Sie den Oberkörper, während Sie sich nach vorne in Richtung des ausgestreckten Beines beugen. Kehren Sie beim Einatmen zur Position 1 zurück. Diese Sequenz viermal wiederholen, in der fünften Runde die Position 2 für vier Atemzüge halten. Die gesamte Sequenz auf der anderen Seite wiederholen.

Diese Haltung kräftigt die Wirbelsäule und die inneren Organe. Durch das Neigen des Kopfes könne Sie Last abwerfen und »loslassen« – sowohl körperlich als auch geistig.

1

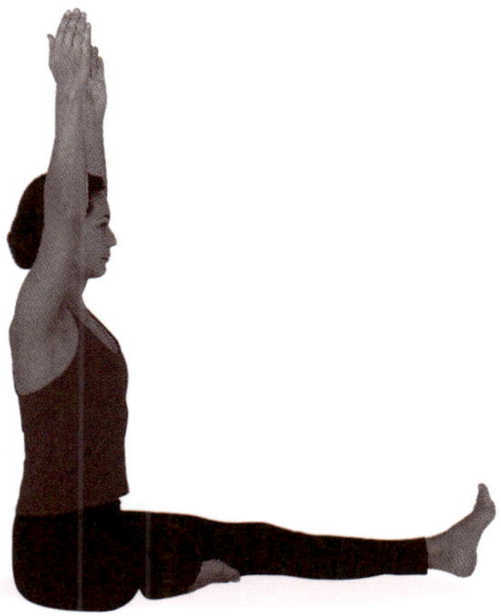

2

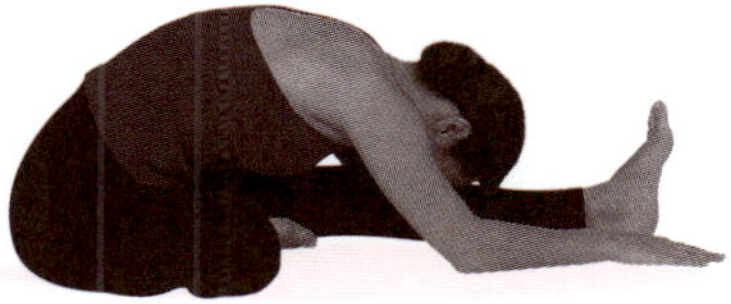

ZWEI SANFTE DREHUNGEN

Drehung für das Kreuzbein

1 Kommen Sie in die Rückenlage, die Knie gebeugt und aneinander, die Füße aneinander und flach auf dem Boden. Die Arme liegen ausgestreckt auf Schulterhöhe, die Handflächen zeigen nach oben.

2 Lassen Sie beim Ausatmen die Knie auf die rechte Seite sinken. Für sechs bis acht Atemzüge halten. Kehren Sie beim Einatmen zur Position 1 zurück, wiederholen Sie die Übung auf der anderen Seite.

Drehung für die Lendenwirbel

1 Kommen Sie in die Rückenlage und ziehen Sie die Knie in Richtung Brust. Legen Sie die Arme ausgestreckt auf Schulterhöhe ab, die Handflächen zeigen nach oben.

2 Lassen Sie beim Ausatmen die Knie nach rechts sinken und drehen Sie den Kopf nach links. Für sechs bis acht Atemzüge halten. Kehren Sie beim Einatmen zur Position 1 zurück und wiederholen Sie die Übung auf der anderen Seite.

Die Drehung für das Kreuzbein eignet sich für den Unterleib und den (oft verspannten) untersten Rückenbereich. Die Drehung für die Lendenwirbel mindert Verdauungsprobleme und Steifheit im unteren Rücken.

Drehung für das Kreuzbein

1

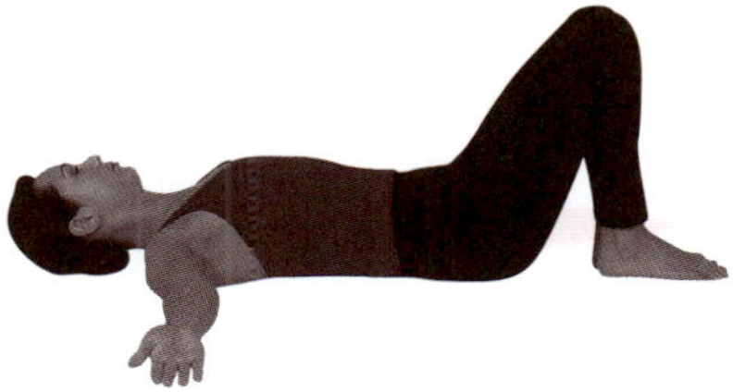

2

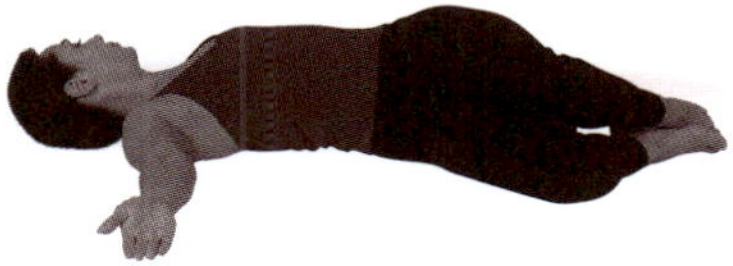

Drehung für die Lendenwirbel

1

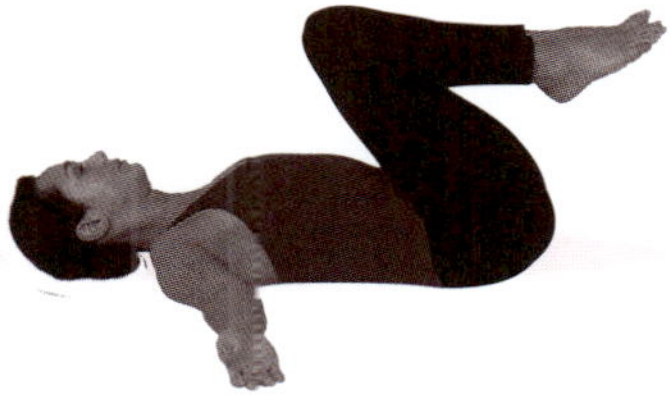

2

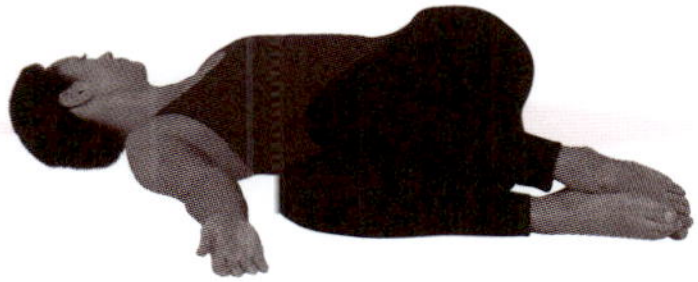

SCHULTERBRÜCKE / KNIE ZUR BRUST
Dwi pada Pitham / Apanasana

Schulterbrücke

1 Kommen Sie in die Rückenlage, die Arme neben dem Körper, die Füße auf dem Boden und die Knie gebeugt.

2 Führen Sie beim Einatmen die Arme über den Kopf und heben Sie die Hüfte. Bringen Sie beim Ausatmen Arme und Hüfte wieder zur Position 1 zurück. Sechsmal wiederholen.

Knie zur Brust

1 Kommen Sie in die Rückenlage. Ziehen Sie beim Ausatmen die Knie in Richtung Brust. Legen Sie die Hände auf die Knie, die Ellbogen liegen gebeugt am Körper an.

2 Heben Sie beim Einatmen die Knie weg von der Brust, bis die Arme ausgestreckt sind. Sechsmal wiederholen – oder nach Bedarf.

Diese Haltungen massieren Ihren Rücken und lösen Schulterverspannungen, während Vorder- und Rückseite des Körpers abwechselnd gestreckt werden. Führen Sie die Sequenz vor dem Schlafengehen mit geschlossenen Augen durch.

Schulterbrücke

1

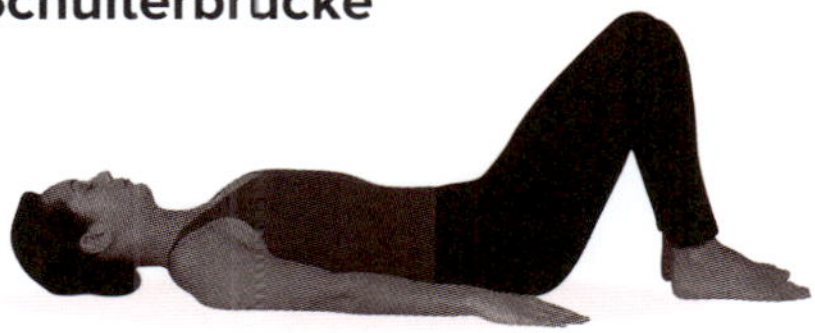

2

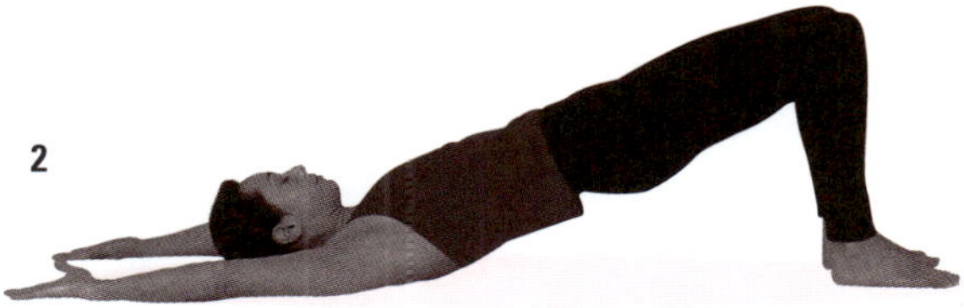

Knie zur Brust

1

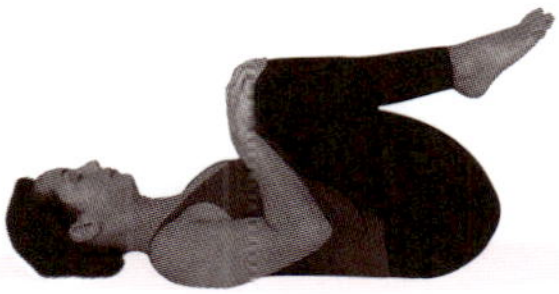

2

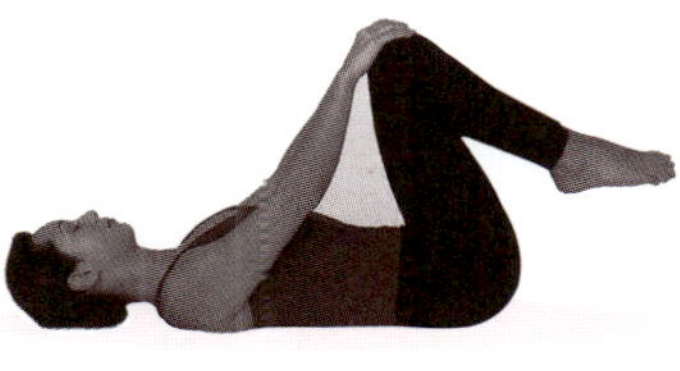

SCHLAFEN UND AUFWACHEN

Es heißt, wer tief schläft, nähert sich seinem inneren Selbst und der heiligen Kraft in seinem Inneren an. Viele leiden unter Schlaflosigkeit oder unruhigem Schlaf, wenn sie unter Stress stehen oder Angst haben. Für manche entwickeln sich daraus chronische Symptome, die Erschöpfung oder Depression zur Folge haben. Unabhängig davon, ob Sie unter Schlaflosigkeit leiden oder einfach eine erholsame Nachtruhe genießen möchten – die folgenden Yogatechniken können Ihnen dabei helfen, tief und fest zu schlafen und morgens ausgeruht aufzuwachen.

- **Asanas vor dem Schlafengehen** Ruhende Haltungen wie die Vorbeuge (siehe S. 76), die sanften Drehungen (siehe S. 90) oder die Entspannungsstellungen auf S. 74 eignen sich hervorragend für einen erholsamen Schlaf. Vermeiden Sie Asanas mit starker Rückendehnung.
- **Atmung vor dem Schlafengehen** Die Ujjayi-Atmung (siehe S. 49) oder die Wechselatmung durch die Nasenlöcher (siehe S. 59) gleichen das Energiesystem des Körpers aus und sorgen für einen tiefen, erholsamen Schlaf.
- **Mudra vor dem Schlafengehen: Shakti Mudra** Üben Sie das Shakti Mudra vor dem Schlafengehen, um leichter zur Ruhe zu kommen und zu entspannen. Legen Sie die Daumen auf die Handflächen,

umschließen Sie sie mit dem Zeige- und Mittelfinger und legen Sie die Hände aneinander, sodass sich die Kuppen der kleinen und der Ringfinger berühren. Lassen Sie Ihren Atem und Ihre Gedanken langsamer werden und schließen Sie die Augen. Verweilen Sie so für fünf bis zehn Minuten.

+ **Aufwachen** Viele klagen über morgendliche Erschöpfungszustände. Probieren Sie vor dem Aufstehen diese Übung aus, um erfrischter in den Tag zu starten: Zwicken Sie sich in die Außenseiten der Ohren. Verschränken Sie die Hände, drehen Sie die Handflächen nach außen und heben Sie sie über den Kopf; strecken Sie sich, gähnen Sie und nehmen Sie mehrere tiefe Atemzüge.

Sie können noch mehr ausprobieren, um von einem erholsamen Schlaf zu profitieren. Gehen Sie stets um die gleiche Zeit ins Bett. Vermeiden Sie es, Alkohol, Kaffee sowie Tee oder Getränke mit stimulierenden Inhaltsstoffen (wie Schokolade) zu trinken. Essen Sie nicht unmittelbar vor dem Schlafengehen – mit vollem Magen lässt es sich nicht gut schlafen. Trinken Sie abends Kamillentee oder ein Glas warme Milch mit einer Prise Muskat. Ruhen Sie sich etwa eine Stunde im Stillen aus, bevor Sie ins Bett gehen – schalten Sie den Fernseher oder das Radio aus und schauen Sie sich vielleicht einen Moment die Sterne an.

YOGASCHLAF
Yoga Nidra

Yoga nidra (yogischer Schlaf) ist eine Art Tiefenentspannung, bei der man im Geist wach bleibt, doch mit dem Körper entspannt, so als würde man schlafen.

Bevor Sie mit Yoga Nidra beginnen, stellen Sie sicher, dass der Raum warm und gut gelüftet ist. Legen Sie sich auf den Rücken, strecken Sie die Beine wenige Zentimeter voneinander entfernt aus und legen Sie die Arme etwa 25 cm von der Hüfte entfernt neben sich, die Handflächen zeigen nach oben. Vielleicht möchten Sie sich zudecken, weil die Körpertemperatur beim Entspannen sinkt. (Bei Schmerzen im unteren Rücken legen Sie ein Kissen unter die Knie oder beugen Sie die Knie und stellen Sie die Fußsohlen auf den Boden.) Mit Yoga Nidra lassen Sie das Bewusstsein einfach durch den Körper kreisen. Versuchen Sie nicht, die Entspannung zu erzwingen. Folgen Sie einfach den Anleitungen in der Übung (nehmen Sie sie bei Bedarf auf, um sie anschließend abzuspielen).

Richten Sie Ihre Aufmerksamkeit auf den linken Fuß, das linke untere Bein (Schienbein und Wadenmuskel), das vordere linke Knie, die Kniekehle, den Oberschenkel, die Hüfte und das Becken. Fokussieren Sie sich wieder auf die Hüfte und kehren Sie die Übung um, indem

Sie Ihre Aufmerksamkeit durch das linke Bein nach unten führen. Wiederholen Sie die Übung mit dem rechten Bein. Der Unterleib ist entspannt und locker, ebenso wie die Gesäßmuskeln, und Sie haben das Gefühl, in den Boden zu sinken. Erspüren Sie jeden einzelnen Wirbel Ihrer Wirbelsäule – vom Steißbein (ganz unten an der Wirbelsäule) bis zum Nacken. Jetzt gilt Ihre Aufmerksamkeit dem Klang Ihres Herzschlags und anschließend den Bewegungen der Atmung im Brustkorb. Spüren Sie in die linke Hand hinein: die Handfläche, den Daumen und jeden einzelnen Finger. Richten Sie Ihre Aufmerksamkeit nun auf das linke Handgelenk, den Unterarm, den Ellbogen, den Oberarm, die Schulter und das Schlüsselbein, bevor Sie Ihr Bewusstsein durch den Arm nach unten führen. Wiederholen Sie die Übung auf der rechten Seite. Dann lenken Sie Ihr Bewusstsein zur Kopfhaut, der Stirn, den Wangen, den Augenlidern, den Lippen, dem Kiefer und dem Hals. Die Zunge löst sich vom Gaumen und Sie spüren die Bewegungen des Atems in den Nasenlöchern. Lassen Sie die Augen tief in den Augenhöhlen ruhen und fühlen Sie, wie Ihr Kopf auf dem Boden liegt. Körper und Geist werden ganz ruhig. Verweilen Sie einige Minuten in dieser Position, bevor Sie langsam in die Sitzhaltung kommen.

ENTSPANNENDE ATEMSEQUENZ

1 Kommen Sie in die Rückenlage, die Knie gebeugt und die Füße in Hüftbreite flach auf dem Boden. Legen Sie die Arme neben den Körper, die Handflächen nach unten. Schließen Sie die Augen.

2 Heben Sie beim Einatmen beide Arme senkrecht nach oben. Lassen Sie beim Ausatmen die Schultern tief in den Boden sinken.

3 Senken Sie beim Einatmen den rechten Arm über den Kopf zum Boden und bringen Sie ihn beim Ausatmen zur Position 2 zurück.

4 Senken Sie beim Einatmen den linken Arm über den Kopf zum Boden und bringen Sie ihn beim Ausatmen zur Position 2 zurück.

5 Strecken Sie beim Einatmen beide Arme seitlich aus und legen Sie sie beim Ausatmen auf dem Boden ab. Bringen Sie die Arme beim Einatmen wieder zur Position 2. Mit der nächsten Ausatmung kehren Sie zur Position 1 zurück. Wiederholen Sie die ganze Übung vier- bis achtmal und entspannen Sie eine Weile, damit Ihr Körper und Geist vollkommen ruhig werden.

In Kombination mit einer tiefen, gleichmäßigen Atmung ist diese Bewegungsfolge der Arme eine hervorragende Möglichkeit, um sich nach einem anstrengenden Tag zu entspannen. Sie löst Verspannungen in Schultern, Nacken und Kiefer.

1
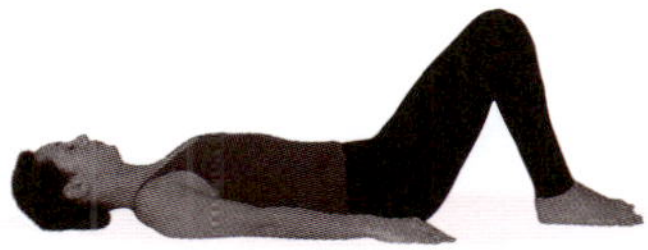

2
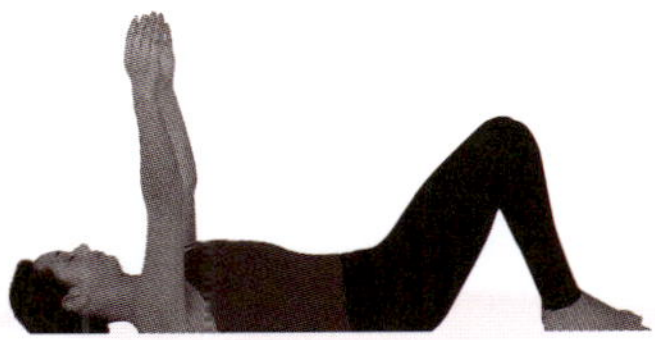

3
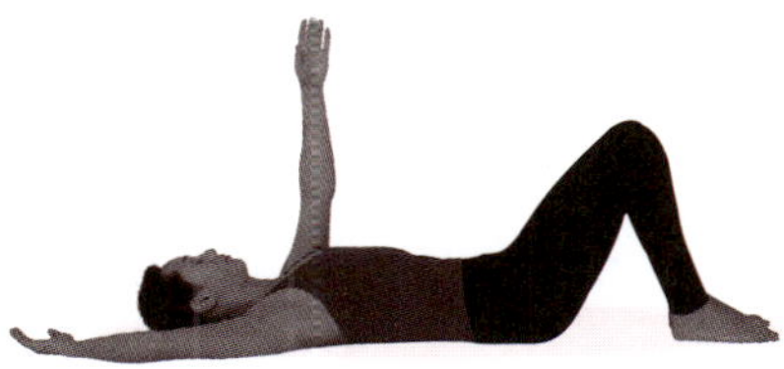

4
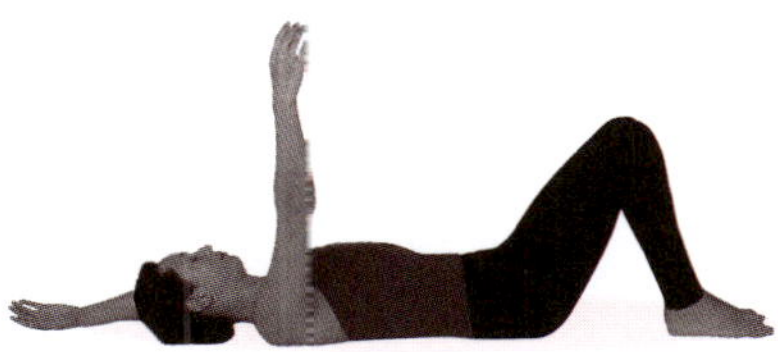

5
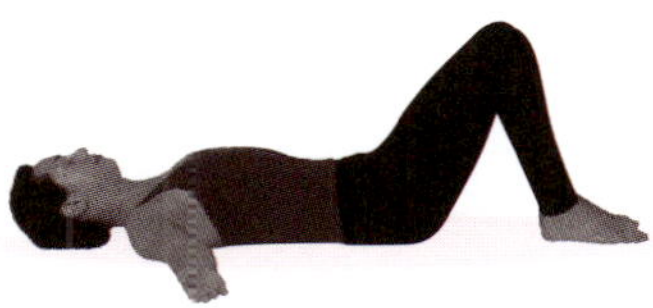

ZU INNERER HARMONIE

Diese Meditation eignet sich für den Herzbereich, den Sitz des Herzchakras (*anahata* – siehe S. 28). Dieses Chakra wird mit Frieden und liebevollem Mitgefühl verbunden.

1 Nehmen Sie eine angenehme Sitzhaltung ein. Legen Sie den Zeigefinger und Daumen wie beim Chin Mudra (siehe S. 72) zusammen. Schließen Sie die Augen. Atmen Sie ein paar Minuten langsam und gleichmäßig wie bei der Ujjayi-Atmung (siehe S. 49).

2 Lösen Sie Verspannungen im unteren Rücken, indem Sie die Wirbelsäule strecken und die Schultern entspannen. Öffnen Sie die Brust, entspannen Sie das Gesicht, öffnen Sie den Kiefer und neigen Sie das Kinn leicht in Richtung Brust. Entspannen Sie auch die Innenseiten der Oberschenkel.

3 Richten Sie Ihre Aufmerksamkeit jetzt auf die Körpermitte: das Herz. Fokussieren Sie sich auf das Gefühl von Ruhe, das dort herrscht: Beim Einatmen visualisieren Sie warmes Licht, das aus dem Herz strahlt und jede Zelle des Körpers durchflutet. Beim Ausatmen strömt das Licht von der Oberfläche der Haut zum Herzen. Bringen Sie nach ein paar Minuten die Handflächen zusammen und bleiben Sie eine Zeit lang so sitzen, bevor Sie die Augen öffnen.

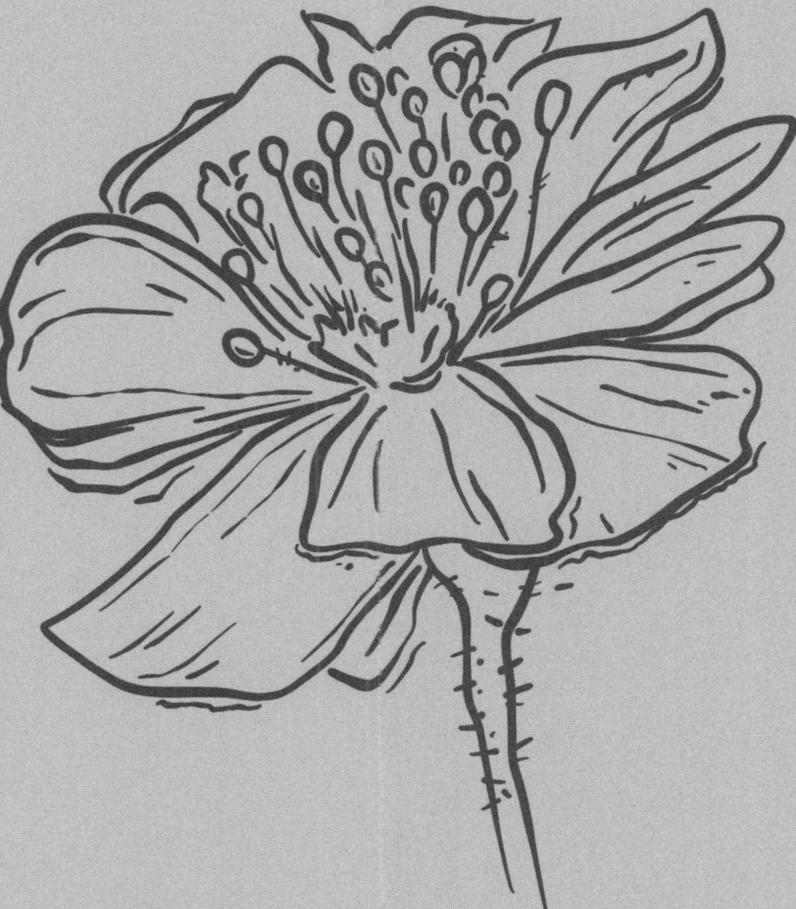

Vor dem Yogaunterricht sollte der Lehrer die Zeit, die Umgebung, das Alter, die Beschäftigungsart, die Energie und die Stärke der Person berücksichtigen.

[...]

Weil alle Körper unterschiedlich sind, sind nicht alle Asanas für jedermann geeignet.

[...]

Nachdem große Gelehrte die Bedürfnisse von vielen verschiedenen Menschentypen untersucht hatten, schlugen sie zahlreiche Asanas vor. Davon muss alles, was geeignet ist, verstanden werden, und die angemessenen Asanas müssen gelehrt werden.

SRI NATHAMUNI (9. JH.)

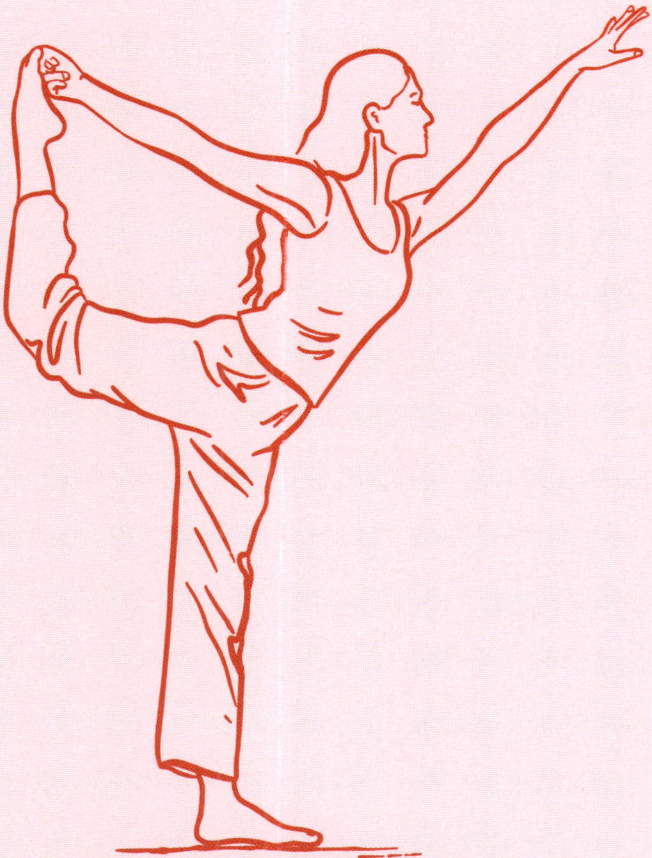

VIERTES

Yoga leben

Yoga ist nicht nur ein Übungssystem, sondern auch eine Methode, um alle Aspekte des Selbst (Geist, Körper und Seele) und des Lebens in Einklang zu bringen – unabhängig der persönlichen Umstände. Wer den Lotussitz einnehmen kann, ist deshalb nicht »gut« im Yoga (was einer der Gründe ist, weshalb der Lotussitz in diesem Buch gar nicht erst vorkommt). Das Ziel von Yoga besteht nicht darin, zu einer perfekten Haltung zu gelangen. Vielmehr sollte man all das, was man während der Yogapraxis über sich selbst gelernt hat, in die verschiedenen Bereiche des Alltags integrieren. Daher ist es wichtig, die eigenen Erfahrungen, die man mit Yoga gesammelt hat, nicht mit denen anderer zu vergleichen, sondern den Blick nach innen zu richten, auf die eigene Intuition zu hören und sich darauf zu fokussieren, was sich richtig anfühlt.

KAPITEL

In diesem Kapitel finden Sie zwei ergänzende Methoden zu den bisherigen Übungen. Insgesamt erhalten Sie so eine umfassende Anleitung, um ein gesundes, glückliches und ausgeglichenes Leben zu führen. Zuerst werden die sozialen und ethischen Prinzipien des Yoga beschrieben – wenn Sie diese verstehen, können Sie den Geist des Yoga leichter in alle Lebensbereiche übertragen. Danach befassen wir uns einleitend mit der »Zwillingsschwester« des Yoga, der indischen Heiltradition Ayurveda. Dank Ayurveda können Sie die Eigenschaften, die Sie als Person auszeichnen, beobachten, erkennen und festhalten. Mit diesem Wissen können Sie Ihren Alltag und Ihre Yogapraxis verändern und an Ihre persönliche Konstitution anpassen.

YOGA IM ALLTAG

Das *Yogasutra des Patanjali* (um 200 v. u. Z. bis 200 n. u. Z.) beschreibt einen achtstufigen Yogaweg, der aus den acht Gliedern des Yoga besteht. Die ersten beiden sind *yama* und *niyama*, gesellschaftliche und persönliche Prinzipien, nach denen wir unser Leben richten sollen, um uns dem Zustand der Selbsterkenntnis zu nähern. Die nächsten beiden Glieder sind *asana* (Haltung) und *pranayama* (Atemlenkung), die bereits in vorhergehenden Kapiteln behandelt wurden. Zu den letzten vier Stufen gehören *pratyahara* (Rückzug der Sinne), *dharana* (Konzentration), *dhyana* (Meditation) und *samadhi* (überbewusster Zustand).

Um Yoga wahrhaftig in unser Alltagsleben zu integrieren, ist ein besseres Verständnis der ersten beiden Glieder nötig. Auch wenn es unwahrscheinlich ist, dass man alle ethischen Prinzipien der Yamas (siehe S. 108–109) und Niyamas (siehe S. 110–113) sofort übernimmt, wollen wir uns ihnen schrittweise annähern. Nach und nach ergibt sich daraus eine Sammlung aus universellen Prinzipien, die Ihr Leben unterstützen und bereichern und schließlich zu spirituellem Wachstum und Entwicklung führen.

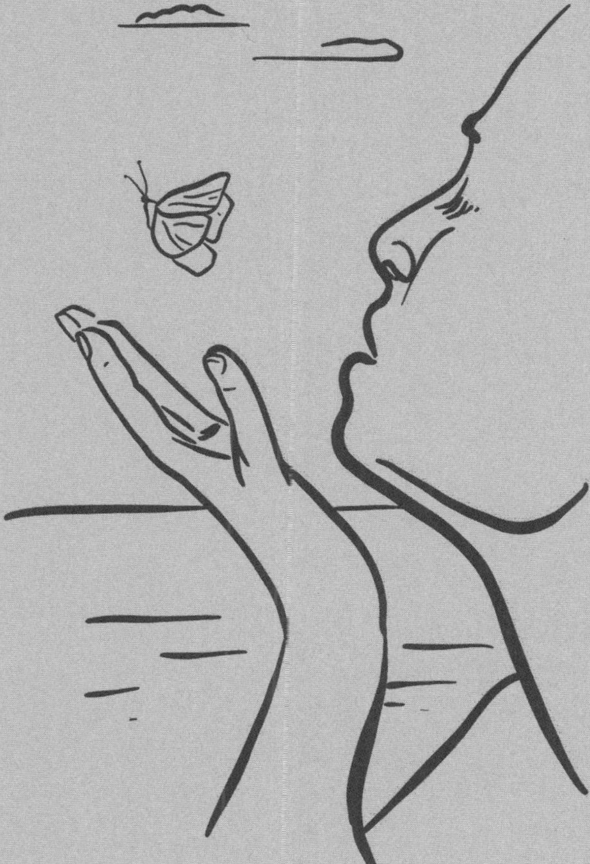

YAMA

Im Folgenden finden Sie die fünf Yamas zum sozialen Verhalten, die zum ersten Glied des Yoga gehören.

☩ Gewaltlosigkeit Ahimsa

Das erste und wichtigste Yama ist *ahimsa* oder Gewaltlosigkeit. Ahimsa untersagt es, andere zu verletzen, und beinhaltet auch die Gewaltlosigkeit gegenüber der Umwelt und sich selbst. Am Anfang können Sie Ahimsa praktizieren, indem Sie auf Ihre Gesundheit achten: Nehmen Sie nur Nahrung zu sich, die gut für Sie ist, und vermeiden Sie ungeeignete körperliche Bewegung, die schädlich für Sie ist (dies gilt auch bei der Ausübung ungeeigneter Yogahaltungen und Atemübungen).

☩ Wahrhaftigkeit Satya

Ehrlich zu sein, erscheint vielleicht einfach, erfordert aber häufig großen Mut. Wir sollten versuchen, immer die Wahrheit zu sagen. Wenn dies nicht möglich ist, ohne dass jemand zu Schaden kommt, sollen wir schweigen. Satya verlangt auch, dass wir tief in uns gehen, um herauszufinden, wer wir wirklich sind.

✣ Nicht-Stehlen Asteya

Wir sollen nichts nehmen, das uns nicht gehört. Diese Verhaltensregel bezieht sich auf die Zeit und das Wohlwollen anderer sowie auf fremden Besitz. Wenden Sie dieses Prinzip auch auf Ihre Yogapraxis an: Betreiben Sie keinen »Raubbau am Körper«, indem Sie sich bei einem Teil der Haltung überanstrengen, um einen anderen zu verbessern (führen Sie eine Haltung zum Beispiel nicht so stark aus, dass Sie nicht richtig atmen können).

✣ Mäßigung Brahmacarya

Mäßigung in allen Dingen führt zu einem harmonischen Lebensstil. Wir sind oft versucht, uns maßlos zu verhalten, doch denken Sie daran, dass zu viel Genuss schlecht sein kann. Man sollte nichts im Übermaß tun, auch keine Yogahaltungen!

✣ Besitzlosigkeit Aparigraha

Aparigraha (auch »Nicht-Gier« und »Nicht-Greifen«) beschreibt einen Zustand, in dem man alles hat, was man braucht, und weise damit umgeht, ohne mehr zu wollen. Beginnen Sie, dieses Yama in Ihrer Yogapraxis umzusetzen. Anstatt die Yogahaltungen »besser« ausführen zu wollen, konzentrieren Sie sich darauf, sie achtsam zu üben, ohne an Ergebnisse oder Belohnungen zu denken.

NIYAMA

Niyama, das zweite Glied des Yoga, besteht aus fünf voneinander abhängigen Prinzipien, die das persönliche Verhalten betreffen.

✢ Reinheit Sauca

Unsere erste Pflicht gegenüber uns selbst besteht darin, Körper und Geist gesund und stark zu halten. Reinheit fördert nicht nur die Gesundheit, sondern befreit Geist und Seele auch von Unreinem. Idealerweise sollten Sie sich vor und nach dem Üben der Asanas waschen. Durch Yogahaltungen kann das innere System sauber und gesund werden. Die Praxis des Sauca können wir auf unsere Umgebung ausweiten. Wenn wir unser Wohnumfeld sauber und aufgeräumt halten, können wir im Alltag effizienter funktionieren. Zudem spiegelt es Respekt für unsere Umgebung wider.

✢ Zufriedenheit Samtosa

Zufriedenheit besteht in einer positiven Einstellung zum Leben insgesamt (zur Vergangenheit, Gegenwart und Zukunft). Man sieht das Glas also nicht »halb leer«, sondern »halb voll«. Im Westen kann es schwierig sein, diese Haltung anzunehmen, weil wir ständig dazu angehalten werden, uns selbst und andere in Bezug auf Besitz und

Vermögen zu beurteilen. Dies kann Gefühle wie Neid verstärken. Mit Zufriedenheit ist nicht gemeint, dass wir nicht mehr danach streben sollten, unsere Situation zu verbessern oder Ungerechtigkeiten zu verändern. Wir sollen versuchen, uns von Gier oder materiellem Streben zu befreien, unser Selbstempfinden verbessern und mit dem zufrieden sein, was wir haben – nicht nur in materieller Hinsicht.

✣ Disziplin Tapas

Disziplin ist nicht gerade angesagt. Vielleicht erscheint Ihnen das Prinzip des Tapas als wenig reizvoll oder sogar grausam. Wenn wir uns jedoch in Disziplin üben, können wir uns in allen Dingen mäßigen und ein ausgeglichenes Leben führen. Mäßigung gehört – wie Sie sich erinnern werden – zu den fünf Yamas des sozialen Verhaltens (*brahmacarya*). Denken Sie einmal praktisch über Disziplin nach. Wir sind zum Beispiel genervt von langweiligen Aufgaben, die es zu erledigen gilt, etwa den Dichtungsring des Wasserhahns zu wechseln. Häufig schieben wir diese Erledigungen hinaus, um unsere Zeit mit etwas Angenehmerem zu verbringen. Wechseln Sie den Dichtungsring! Mähen Sie den Rasen! Reparieren Sie die Schublade! Und führen Sie diese Aufgaben lächelnd aus, denn so wird sich Ihr Leben insgesamt besser anfühlen.

Selbststudium Swadhyaya

Nach traditionellem Verständnis ist *swadhyaya* das Studium yogischer Texte. Doch Swadhyaya umfasst auch wertvolle Lektionen für diejenigen, die ihr Leben nicht ausschließlich mit Yoga verbringen wollen. Betrachten Sie diese Praxis lediglich als eine Ermutigung, Ihr Selbstverständnis auszubauen, zum Beispiel indem Sie sich für einen Abendkurs Ihrer Wahl anmelden, eine neue Fähigkeit lernen oder ein spirituelles Buch lesen. Wenn Sie ein hektisches Leben – umgeben von vielen Menschen – führen, nehmen Sie sich etwas Zeit fürs Alleinsein und die innere Einkehr. Das Selbststudium muss nicht mühsam sein. Sie können an einem Abend einfach ein erbauliches Buch (wie die Biografie eines spirituellen Führers) statt Belletristik lesen. Auch wenn man nur wenig Zeit in die persönliche Entwicklung investiert, können sich daraus unerwartete Erfahrungen und ein ungewohnt tiefes Verständnis für sich selbst und die Welt ergeben.

Hingabe Isvarapranidhana

Das letzte Niyama ist die Hingabe an »das Höchste« (Patanjali verwendet nicht das Wort »Gott«, da das *Yogasutra* kein spezifisch religiöser Text ist). Wenn Sie gläubig sind, können Sie die Yogapraxis als Akt der Hingabe an Ihren Gott betrachten. Allerdings bietet Isvarapranidhana auch eine wichtige Lektion für nicht-gläubige Menschen.

Falls Sie zu Letzteren gehören, können Sie sich folgende Fragen stellen: Wo liegt Ihrer Meinung nach die letzte Wahrheit? Was oder wer stellt für Sie die höchste Form universellen Wissens dar? Vielleicht können Sie Ihre Übungen Mutter Natur, einem universellen Bewusstsein oder Ihrem inneren Kern widmen. Es ist auch nicht schlimm, wenn Sie sich nicht sicher sind, was »das Höchste« für Sie darstellt. Versuchen Sie einfach, aufgeschlossen für die Wunder der Welt zu sein. Sie können sich zum Beispiel jeden Tag etwas Zeit nehmen, um etwas anzuerkennen, das Sie inspirierend finden, zum Beispiel eine Person, die Großes geleistet hat, einen majestätischen Berg, ein schönes Kunstwerk, die grenzenlose Weite des Nachthimmels oder eine winzige Pflanze, die in den Ritzen einer Betonmauer wächst.

Wenn die Wahrheit angenehm ist, sollte sie freundlich gesagt werden. Wenn sie Schaden anrichtet, sollte man schweigen, doch man sollte nie lügen, um anderen zu gefallen.

VYASA
MAHABHARATA (6. JH. V.U.Z.)

Ist der Geist von Wolken befreit, die die klare Sicht behindern, geht man über Grenzen hinaus und erweitert sein Bewusstsein. Das Wissen wird unendlich und es gibt nichts, das es noch zu wissen gilt.

PATANJALI
YOGASUTRA (UM 200. V.U.Z. BIS 200 N.U.Z.)

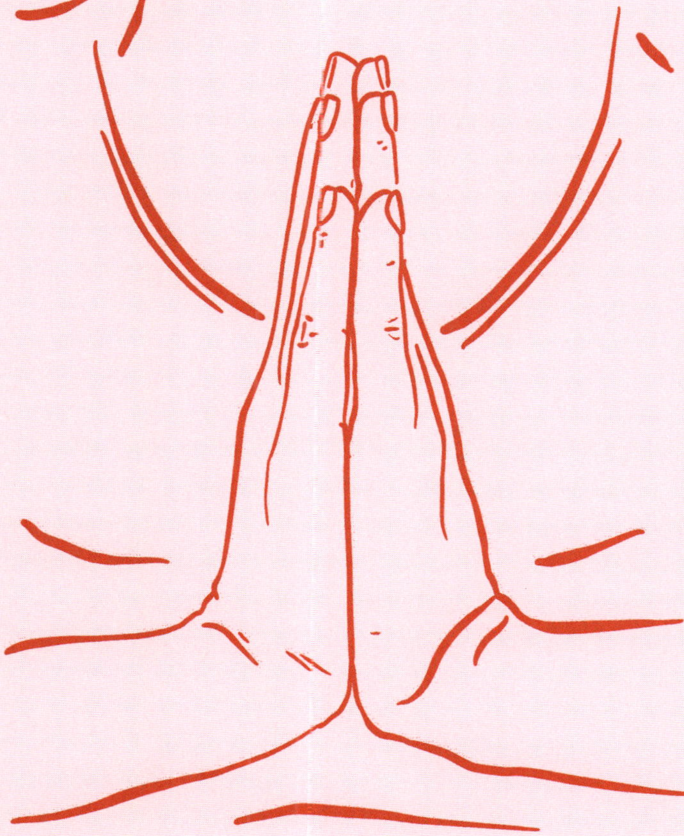

AYURVEDA UND DIE DOSHA-TYPEN

Yoga ist ein Übungssystem, bei dem es vor allem um größere Achtsamkeit und letztlich Selbsterkenntnis geht, wohingegen bei Ayurveda die Selbstheilung im Vordergrund steht. Die Wörter *ayur veda* bedeuten übersetzt die »Wissenschaft des Lebens«. Im Grunde ist Ayurveda (das sich zusammen mit yogischen Traditionen über Tausende von Jahren entwickelt hat) eine Methode, um entsprechend der individuellen Konstitution (*dosha*) natürliche Heilmittel zu verschreiben.

Im Ayurveda gibt es drei grundlegende Dosha-Typen: *vata, pitta* und *kapha*. Diese Eigenschaften betreffen nicht nur den physischen Körper, sondern auch den Geist und die Gefühle. Die persönliche Dosha-Konstitution (d. h. das Verhältnis der drei Doshas in jedem einzelnen) ist einzigartig und wird bei der Empfängnis festgelegt. Für gewöhnlich ist eines der Doshas stärker als die anderen. Bestimmen Sie Ihren Dosha-Typ (Ihr vorherrschendes Dosha) anhand der Tabelle auf den S. 118–119. Berücksichtigen Sie beim Ausfüllen nicht nur Ihre heutige Verfassung, sondern Ihr gesamtes Leben. (Für eine präzise Bestimmung Ihres Dosha-Typs wenden Sie sich am besten an einen Ayurveda-Heilpraktiker.)

Sobald Sie Ihren Dosha-Typ kennen, können Sie Ihre Yogapraxis, Ernährung und andere Lebensbereiche darauf einstellen. Sie werden sich ausgeglichener fühlen und Ihre Stärken besser nutzen, wenn Sie Ihr dominierendes Dosha beruhigen und die Eigenschaften der anderen Doshas verstärken. In den Nahrungsmittel- und Asanas-Listen (S. 120–123) finden Sie Tipps für eine mögliche Ernährungsumstellung und eine veränderte Yogapraxis, um die Doshas ins Gleichgewicht zu bringen. Folgen Sie den Richtlinien für Ihren Dosha-Typ.

Um Krankheiten vorzubeugen, sollten man Aktivitäten oder Umstände vermeiden, die die Eigenschaften des Dosha-Typs intensivieren. Vata-Eigenschaften sind kalt, trocken, leicht, rau und beweglich. Vata-Typen, die anfällig für Verdauungsbeschwerden sind, sollten sich nicht lange der Kälte aussetzen und zu viel Trockennahrung, lange Reisen sowie einen allzu unstrukturierten Alltag vermeiden. Zu den Pitta-Eigenschaften zählen heiß, leicht, feucht, ölig und scharf. Pitta-Typen sollten pitta-verstärkende Faktoren wie heißes Wetter und/oder zu viel Alkohol und pikantes Essen vermeiden. Kapha-Eigenschaften sind schwer, kalt, feucht, weich und fest. Zu den kapha-verstärkenden Faktoren zählen zu viel Essen und Schlafen, Bewegungsmangel und kaltes Wetter.

BESTIMMEN SIE IHREN DOSHA-TYP

Um Ihren Dosha-Typ zu bestimmen, zählen Sie die Häkchen, die Sie in der folgenden Tabelle bei jedem Dosha setzen. Das Dosha mit den meisten Häkchen ist das dominierende. Wenn in einer Dosha-Kategorie zwei Auswahlmöglichkeiten zutreffen, kreuzen Sie beide an; wenn keine zutrifft, lassen Sie die Zeile leer.

	Vata	**Pitta**	**Kapha**
Körpergröße	**groß, klein**	**mittel**	**stämmig, groß**
Körperbau	**dünn, hager**	**mittel**	**groß, schwer**
Gewicht	**leicht**	**mittel**	**schwer**
Haut	**fahl, trocken, dünn**	**warm, Sommersprossen**	**blass, feucht**
Gesichtsform	**dünn, lang, oval**	**herzförmig**	**rund oder quadratisch**
Augen	**klein, braun**	**stechend**	**groß**
Lippen	**dünn, trocken**	**weich, rosa**	**blass, kalt**
Nase	**dünn, lang**	**markant, spitz**	**gerade, dick**
Zunge	**trocken, rau**	**rot, dunkel**	**weiß**
Haar	**trocken, dünn, lockig**	**fettig, dünn, kahlköpfig**	**dick, wellig, fettig**

Zähne	**krumm**	**mittelgroß, gelb**	**groß, gerade**
Nägel, Gelenke	**rau, brüchig**	**weich, rosa**	**weich, weiß, fest**
Schweiß	**klebrig, ausbruchsartig**	**flexibel**	**fest, stark**
Schlafen	**wenig**	**reichlich**	**gemäßigt**
Träume	**schlecht, phasenweise, viel**	**wenig, aber intensiv, gemäßigt**	**übermäßig, selten, unangenehm**
Belastbarkeit	**schlecht**	**mittel**	**hervorragend**
Sprechen	**schnell, häufig**	**klar, abrupt**	**langsam, melodisch**
Erinnerung	**schlechte Langzeiterinnerung**	**gut, lebendig**	**gute Langzeiterinnerung**
Lebensstil	**sprunghaft**	**beschäftigt**	**beständig**
Sexualität	**kann kalt sein**	**intensiv**	**warm, konstant**
Appetit	**braucht häufige, kleine Mahlzeiten**	**gut, starke Verdauung**	**mag pikantes Essen**
Schlimmste Eigenschaften	**ängstlich, unentschieden**	**wütend, reizbar, arrogant**	**faul, gierig, stur**
Beste Eigenschaften	**aktiv, kreativ**	**sensibel, mitfühlend**	**ruhig, stabil, verlässlich**
Häufige Krankheiten	**Hautschuppen, Verstopfung**	**Hautausschläge, Allergien**	**Hals- und Kopfschmerzen**
Mögliche Laufbahn	**Musiker, Lehrer**	**Leiter, Direktor**	**Arzt, Buchhalter**

LEBENSMITTELLISTE

Vata

Essen Sie mehr: Milchprodukte, insbesondere Ziegenmilch, Nüsse, Tofu, Mungobohnen, Reis, Hafer, Weizen, gekochtes Gemüse.

Vermeiden Sie: Trockenfrüchte, Äpfel, Melonen, Cranberrys, Hartkäse, Tiefkühlgemüse, Weißzucker, Schokolade und blähende Speisen, einschließlich der meisten Hülsenfrüchte.

Pitta

Essen Sie mehr: Weichkäse, Eiscreme, Joghurt, Rüben, Spargel, rohes Gemüse, Getreide, Bohnen und Hülsenfrüchte.

Vermeiden Sie: Zitronen, Grapefruit, gesalzene Butter, Hartkäse, Sauerrahm, Meerrettich, Knoblauch, Paprika und Nüsse.

Kapha

Essen Sie mehr: Äpfel, Birnen, fettarmen Weichkäse, Sonnenblumenkerne, Popcorn, Gerste, Roggen und Honig.

Vermeiden Sie: Banane, Kiwi, Wassermelone, Kürbis, Tomaten, Gurken, Butter, Eiscreme, Vollfettjoghurt, Avocado, Nüsse, Reis, Weizen, Hafer und eisgekühltes Wasser.

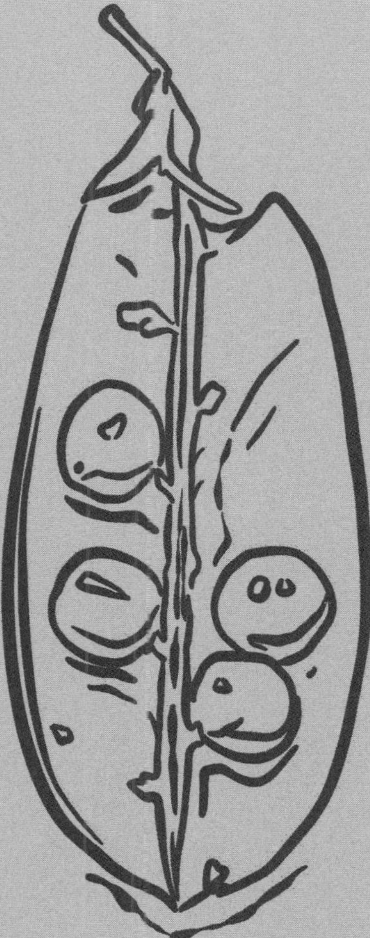

ASANAS-LISTE

Vata

Vata-Menschen sollten sich auf Haltungen konzentrieren, die Stabilität und Standfestigkeit in ihre Yogapraxis bringen. Besonders nützlich sind Asanas, bei denen Sie sich vorbeugen, wie die Vorbeuge (siehe S. 76) und die seitliche Vorbeuge (siehe S. 78), vor allem bei einer langsamen und methodischen Ausführung. Die Übungsabfolge auf S. 82 wirkt beruhigend auf Vata-Typen. Positiv sind auch sanfte Rückenbeugen, insbesondere der oberen Wirbelsäule – probieren Sie Haltungen wie die Kobra (siehe S. 54), die Schulterbrücke (siehe S. 62) oder das Öffnen des Brustkorbs auf S. 74. Hilfreich können auch Sitzhaltungen sein, die die Stabilität fördern (wie die Hocke, S. 84). Achten Sie darauf, sich nicht zu überdehnen oder die Übungen zu energisch durchzuführen. Während der Übungen sollte der Atem langsam und gleichmäßig sein.

Pitta

Pitta-Menschen müssen darauf achten, dass sie beim Yoga nicht zu ehrgeizig werden oder sich überanstrengen. Legen Sie bei Ihrer Yogapraxis einen Schwerpunkt auf Umkehrhaltungen, wie die Stellung des Hundes (Schritt 2 der Sequenz auf S. 52). Für Pitta-Typen eignen sich auch alle Drehungen (siehe S. 60 und 90) und Vorbeugen (siehe S. 76 und 78), wenn Sie gemäßigt und vorsichtig ausgeführt werden. Während der Übungen sollte Ihnen nicht zu heiß werden und übermäßiges Schwitzen ist zu vermeiden. Achten Sie darauf, sich zwischen jeder Stellung auszuruhen, damit Ihr Atem normal bleibt. Probieren Sie früh morgens oder abends Yoga Nidra (siehe S. 96–97) oder die Wechselatmung (siehe S. 59) aus.

Kapha

Kapha-Menschen müssen immer in Bewegung sein. Idealerweise sollten Sie bei den Übungen leicht schwitzen und Ihr Körper sollte sich warm und leicht anfühlen. Nehmen Sie möglichst wenige Sitzhaltungen ein und legen Sie stattdessen einen Schwerpunkt auf alle Stehhaltungen wie die Berghaltung (siehe S. 36), den Krieger (siehe S. 40) und Sequenzen wie die Katze-Hund-Kind-Abfolge (siehe S. 52). Nutzen Sie Ihre Yogapraxis, um morgens in Schwung zu kommen. Vielleicht stellen Sie am Anfang fest, dass Sie nicht so gelenkig sind, wie Sie es sich wünschen würden. Keine Sorge! Wenn Sie die Bewegungen weiter ausführen, wird sich Ihr Körper mit der Zeit auflockern.

Die Beseitigung von Unreinem durch die beständige Ausübung der acht Glieder des Yoga führt zu Einsicht und klarer Wahrnehmung.

PATANJALI
YOGASUTRA (UM 200 V.U.Z. BIS 200 N.U.Z.)

*Die acht Glieder des Yoga sind:
die Haltung gegenüber anderen, die Haltung gegenüber sich selbst, Körperhaltungen, Atemlenkung, der Rückzug der Sinne, Konzentration, Meditation und Vereinigung mit dem Objekt, um zu Erkenntnis zu gelangen.*

PATANJALI
YOGASUTRA (UM 200 V.U.Z. BIS 200 N.U.Z.)

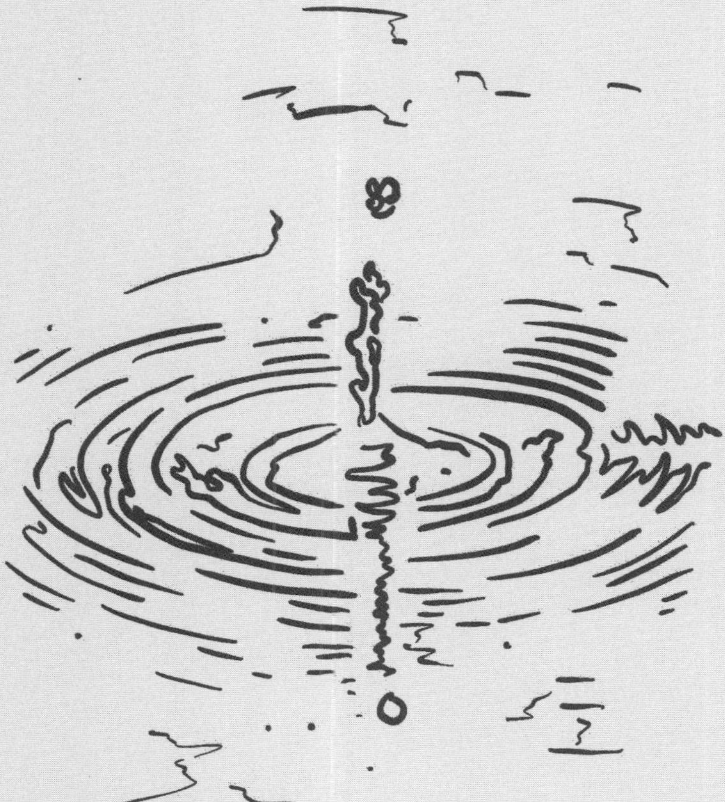

REGISTER

REGISTER